AF532082

Der Vagusnerv

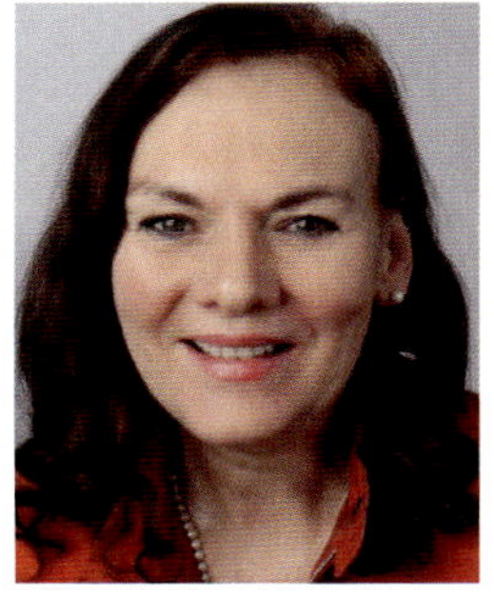

Die Autorin: Dr. med. Heike Bueß-Kovács ist Ärztin und Medizinjournalistin. Neben ihrer Tätigkeit als freie Redakteurin und Moderatorin hat sie zahlreiche Zeitschriftenartikel und Ratgeber rund um die Themen Gesundheit, Prävention, Medizin und Forschung veröffentlicht.

1. Auflage Juni 2020
2. Auflage November 2020
3. Auflage Februar 2022

Umschlaggestaltung: Laura Hönes
Satz und Layout: opus verum, München

ISBN: 978-3-86445-754-8

Bildnachweis:
Adobe stock: Alila Medical Images (10,11), kirasolly (13), the light writer (19), Spectral-Design (20), Tasha Vector (25), bilderzwerg (28), beermedia (30), volha (32), kakigori Studio (34), NLshop (35), phocks eye (37), marina_ua (38), いっこ (39), beikaya (40), sato00 (41), big_and_serious (42), strichfiguren.de (44), Wild Orchid (47), drawlab19 (53), wavebrakemedia (57), lozz (61), Visual generation (62), SynGGG (78), Jenny Sturm (83), kite_rin (86), simona (89), Africa Studio (92), nata777_7 (93 oben), guy (93 unten), Tatjana Balzer (95), magdal3na (104), vectorfusionart (106), John Smith (109), montblanca (113), New Africa (116), voren1 (117), nito (118), FW (122), Lightfield Studios (125), Rido (126), womue (137), Alliance (140).
Shutterstock: krissikunterbunt (50), mtkang (66), patpitchaya (73), microstock 3D (74), Evgeny Atamanenko (90).
Wikimedia: Eigenes Werk (9).

Gerne senden wir Ihnen unser Verlagsverzeichnis
Kopp Verlag
Bertha-Benz-Str. 10
D-72108 Rottenburg
E-Mail: info@kopp-verlag.de
Tel.: (0 74 72) 98 06-10
Fax: (0 74 72) 98 06-11

Unser Buchprogramm finden Sie auch im Internet unter:
www.kopp-verlag.de

Dr. med.
Heike Bueß-Kovács

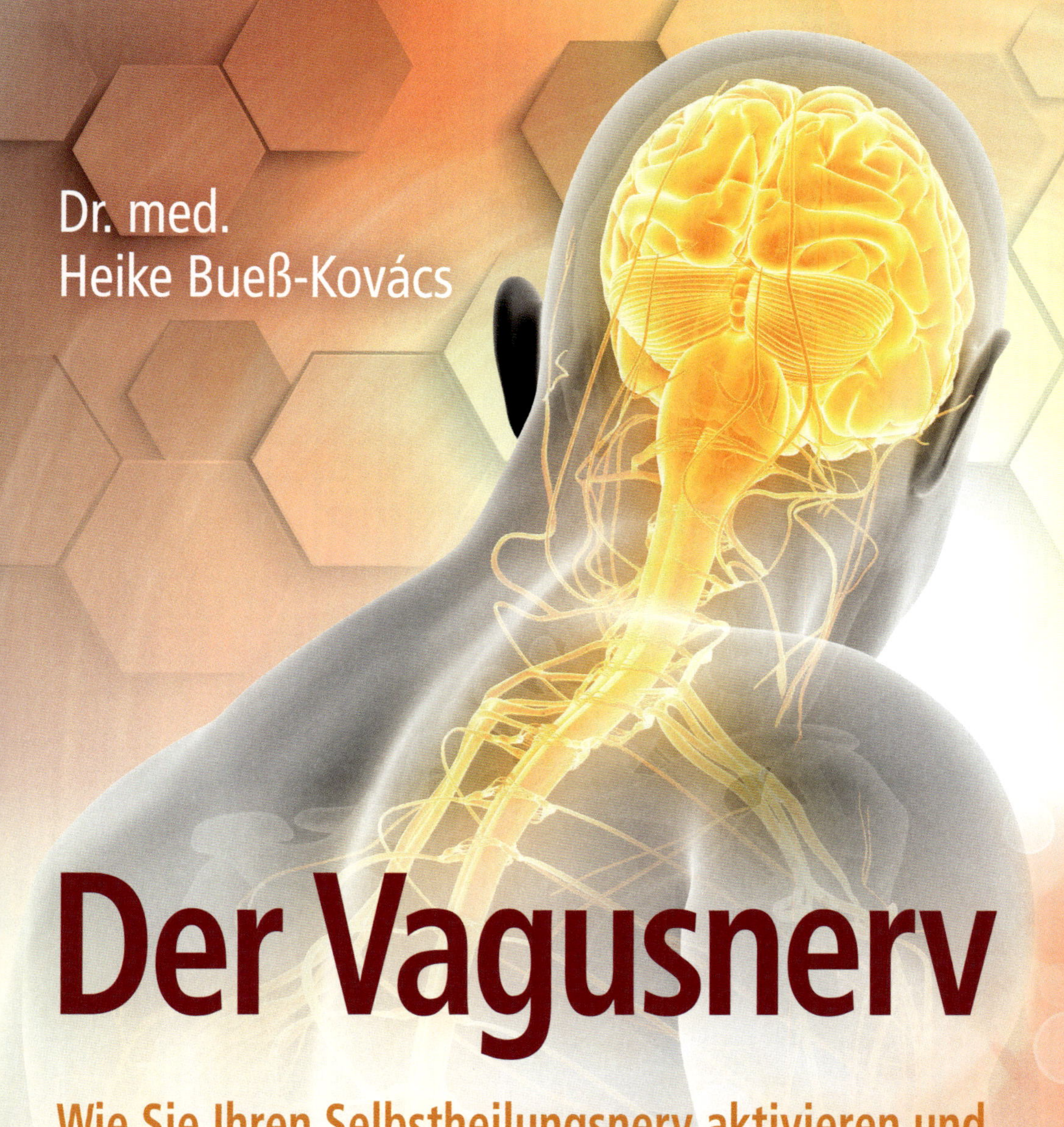

Der Vagusnerv

Wie Sie Ihren Selbstheilungsnerv aktivieren und Körper und Geist ins Gleichgewicht bringen

KOPP VERLAG

Inhalt

Vorwort

Wir alle leben in einer Stressgesellschaft, die sich permanent auf der Überholspur befindet. Kein Wunder also, dass stressbedingte Krankheiten wie nervöse Verdauungs- und Herzbeschwerden Infektanfälligkeit, Konzentrations- und Schlafstörungen, Depressionen, Ängste und Gereiztheit drastisch zunehmen. Bei nicht wenigen Stressgeplagten mündet das körperliche und seelisch-geistige Dauerungleichgewicht in einen Burnout. In diesem Zustand drohen ernsthafte Leiden wie Herzinfarkt, Krebserkrankungen oder Multiple Sklerose, die nicht ohne Weiteres heilen oder schlimmstenfalls sogar zum Tod führen.

Es gibt einen Schlüsselnerv, der für die Balance von Körper, Geist und Seele von eminenter Bedeutung ist: der Vagusnerv. Man nennt ihn auch ganz poetisch den Ruhenerv, der – wenn er gut arbeiten darf – dem ganzen Stress ein Ende bereiten kann und dem Körper wieder Harmonie und Ausgeglichenheit zurückgibt.

Es ist gar nicht schwer, den Ruhenerv zu aktivieren. Eine Umstellung der Lebens- und Ernährungsgewohnheiten, Bewegung in der Natur, Zeit für Pausen und entspannende Momente sowie Maßnahmen der Naturheilkunde sind bereits sehr effektiv. Wenn Sie dazu noch die 10 Selbstheilungsübungen in den Alltag integrieren, die wir Ihnen in diesem Buch vorstellen, werden Sie schnell merken, wie Sie zu neuer Frische, Vitalität und Balance finden und sich selbst grundlegend umstimmen. Auch Ihr Umfeld wird es Ihnen danken, wenn Ihr Partner, Ihre Kinder, Ihre Arbeitskollegen und Freunde Sie als heiteren, in sich ruhenden Menschen erleben, mit dem man gerne Zeit verbringt.

In diesem Ratgeber erfahren Sie alles Wichtige zum Vagusnerv, seine Funktionsweisen und sein Zusammenspiel mit anderen Nerven im Körper. Sie erhalten interessante Informationen über die Krankheiten und Beschwerden, die mit einer Disbalance in unserem Nervensystem zusammenhängen und den Ruhenerv in Mitleidenschaft ziehen.

Im praktischen Teil finden Sie viele Tipps und Ratschläge für eine gesunde Lebensführung sowie die 10 Übungen, die Ihre psychische Widerstandsfähigkeit in Stresssituationen und somit Ihre Resilienz stärken.

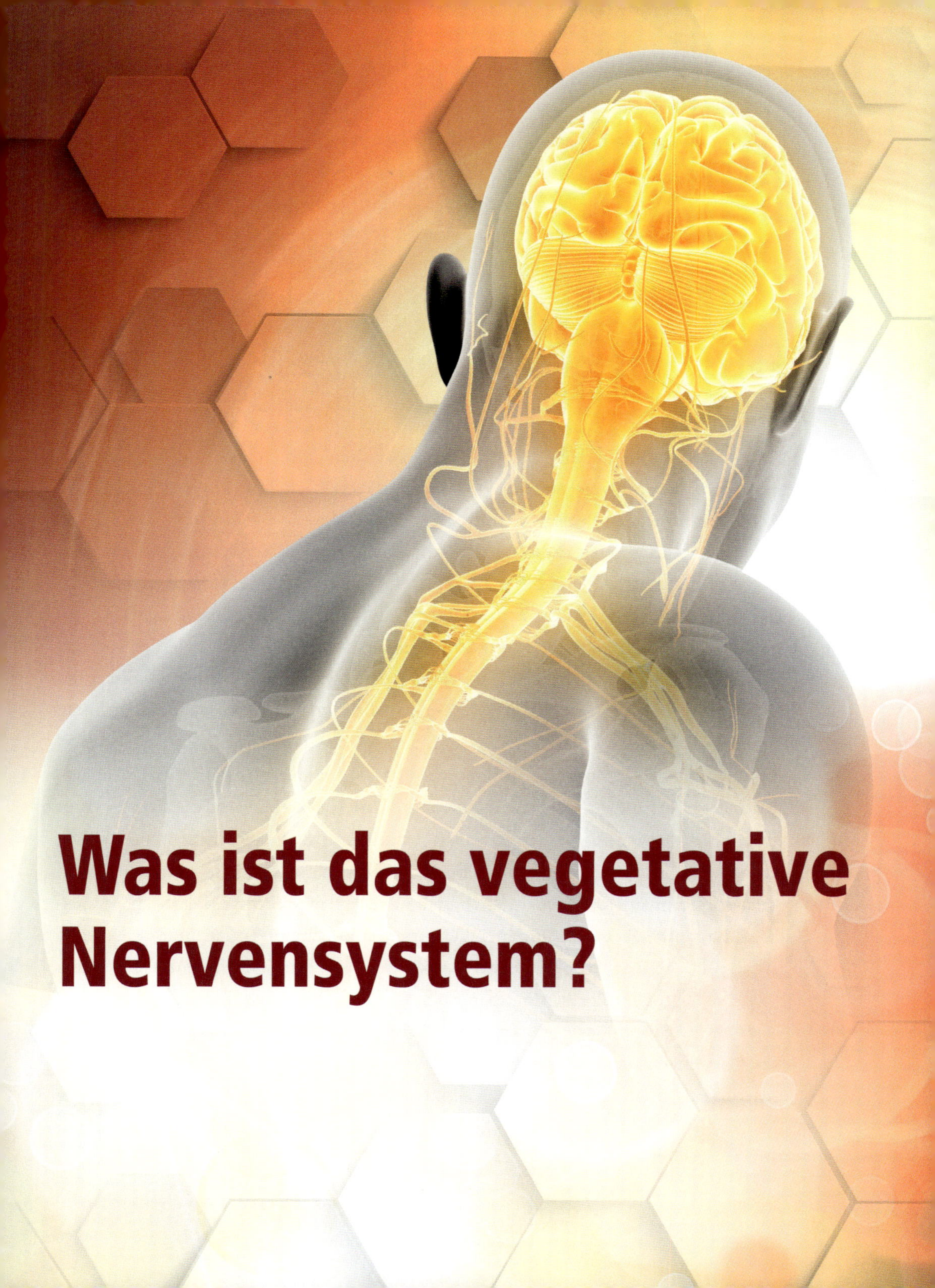

Was ist das vegetative Nervensystem?

Unser vegetatives Nervensystem ist eines der wichtigsten Systeme, das unsere Organe, unser Unterbewusstsein und damit auch unsere Gefühle und Intuition steuert. Der Vagusnerv spielt in diesem System die wichtige Rolle, uns zu Ruhe und Entspannung zu bringen. In diesem Kapitel gehen Sie auf eine interessante Reise zu Ihrem Ruhenerv!

Die Nervenautobahn

Eine Schlüsselrolle in der Wechselwirkung zwischen dem Gehirn und den Organen spielt das sogenannte vegetative Nervensystem. Es entzieht sich unserem Willen und damit der bewussten Beeinflussung.

Das vegetative Nervensystem besteht aus zwei großen Nervensträngen, die man sich wie mächtige Datenautobahnen vorstellen kann: dem Sympathikus und dem Parasympathikus. Neben dem enterischen Nervensystem – dem Nervengeflecht des Darms – gehört der Vagusnerv, den Sie in diesem Buch genau kennenlernen werden, zum Parasympathikus. Auf den Autobahnen des vegetativen Nervensystems werden fortlaufend Impulse aus den tiefen Gehirnschichten zu den Körperorganen und wieder zurück gesendet. Dabei fungiert der Sympathikus als eine Art Beschleuniger: Mit der Freisetzung der Hormone Adrenalin und Noradrenalin aktiviert er das Organgewebe, erweitert die Atemwege, beschleunigt den Herzschlag und treibt den Blutdruck in die Höhe. Diese Sympathikus-Reaktion wird in der Natur benötigt, um Kampf- und Fluchtverhalten auszulösen und Mensch wie Tier Rettung aus Gefahrensituationen zu ermöglichen. Aber auch in alltäglichen Stresssituationen, etwa einer Auseinandersetzung mit dem Chef, einem drängelnden Autofahrer oder einem unerfreulichen Brief vom Finanzamt spielt das »Beschleuniger-System« des Sympathikus eine große Rolle, wie Sie später noch erfahren werden.

Der Parasympathikus ist quasi der Gegenspieler des Sympathikus und stellt für den Organismus so etwas wie eine Bremse dar. Er sorgt für Entspannung und Ausgleich. Sein Botenstoff Acetylcholin senkt die Herzfrequenz und damit den Puls, verengt die Atemwege und steigert die Bewegung des Darms, was einer Verdauung in

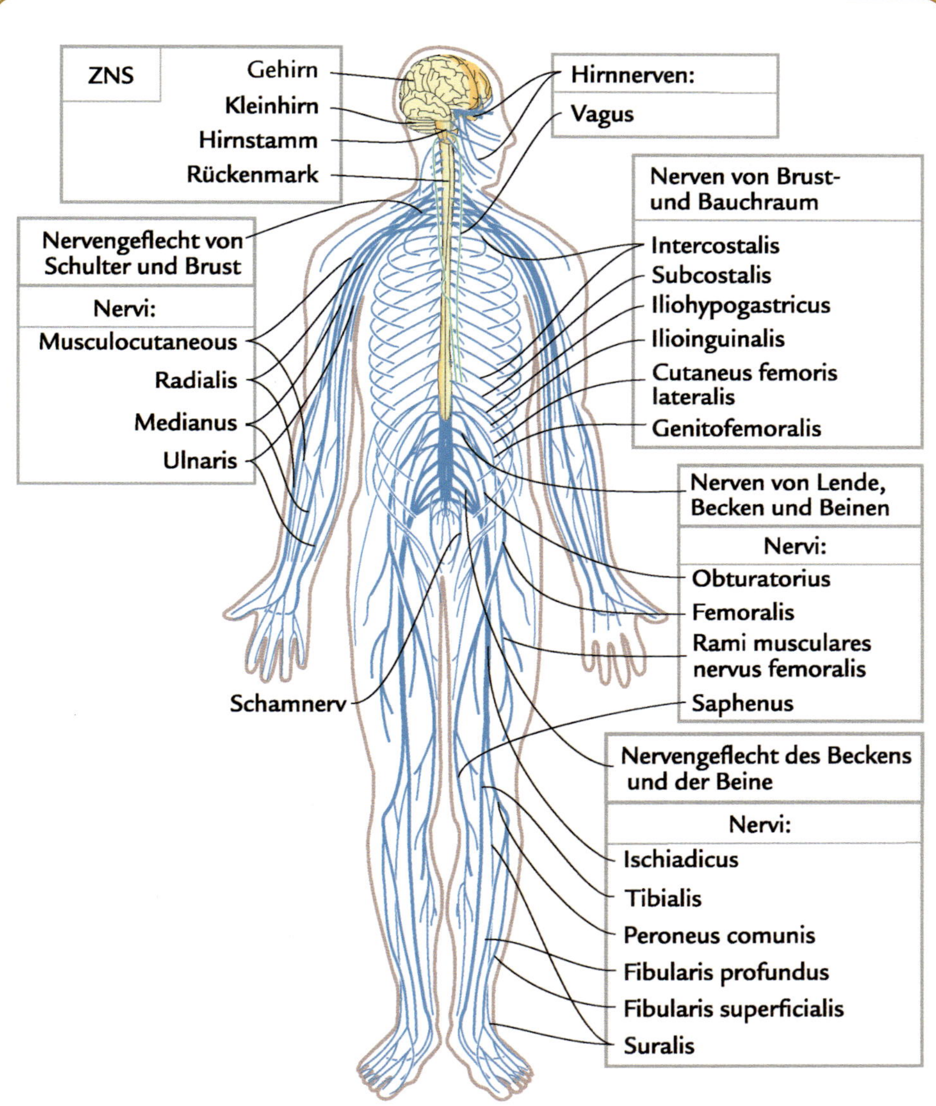

Beim menschlichen Nervensystem wird zwischen dem Zentralnervensystem (ZNS) mit Gehirn und Rückenmark und dem restlichen, peripheren Nervensystem, das den ganzen Körper durchzieht, unterschieden. Darüber hinaus ist bei der Einteilung das Kriterium bedeutsam, ob das Nervensystem willentlich beinflussbar ist oder ob es zum vegetativen, nicht beeinflussbaren System gehört. Das vegetative Nervensystem wird in einen sympathischen (Sympathikus) und einen parasympathischen Teil (Parasympathikus) unterteilt, die Gegenspieler sind.

Ruhe entspricht. In jeder Sekunde regulieren diese beiden Systeme die vegetativen Vorgänge in unserem Inneren. Unter normalen Bedingungen besteht eine Ausgewogenheit zwischen ihren Aktivitäten – Sympathikus und Parasympathikus halten sich also die Waage und reagieren angemessen auf die Signale, die von außen kommen. Ein Reh hat so beispielsweise die Möglichkeit, kraft seines Sympathikus in Habachtstellung zu gehen, wenn es Gefahr wittert und nötigenfalls die Flucht zu ergreifen, um dann – parasympathisch gesteuert – wieder ruhig und gelassen der Futtersuche nachzugehen, wenn es keine Warnsignale mehr empfängt. Bei den meisten

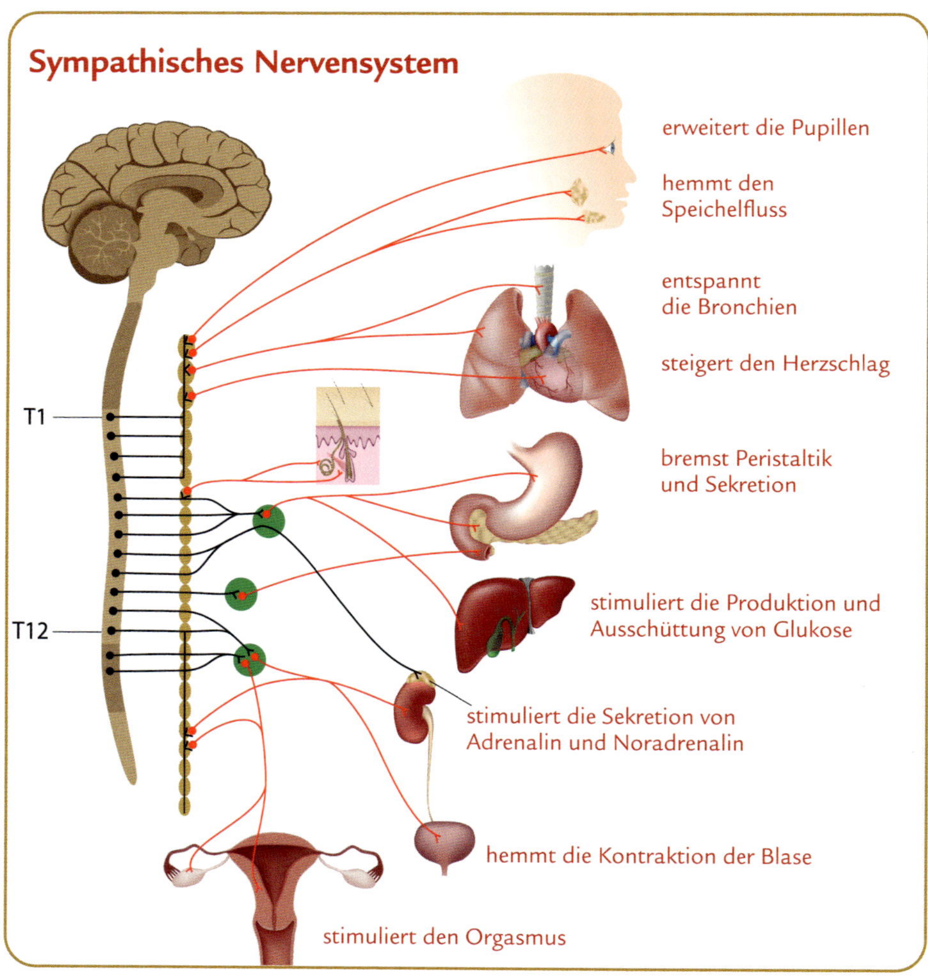

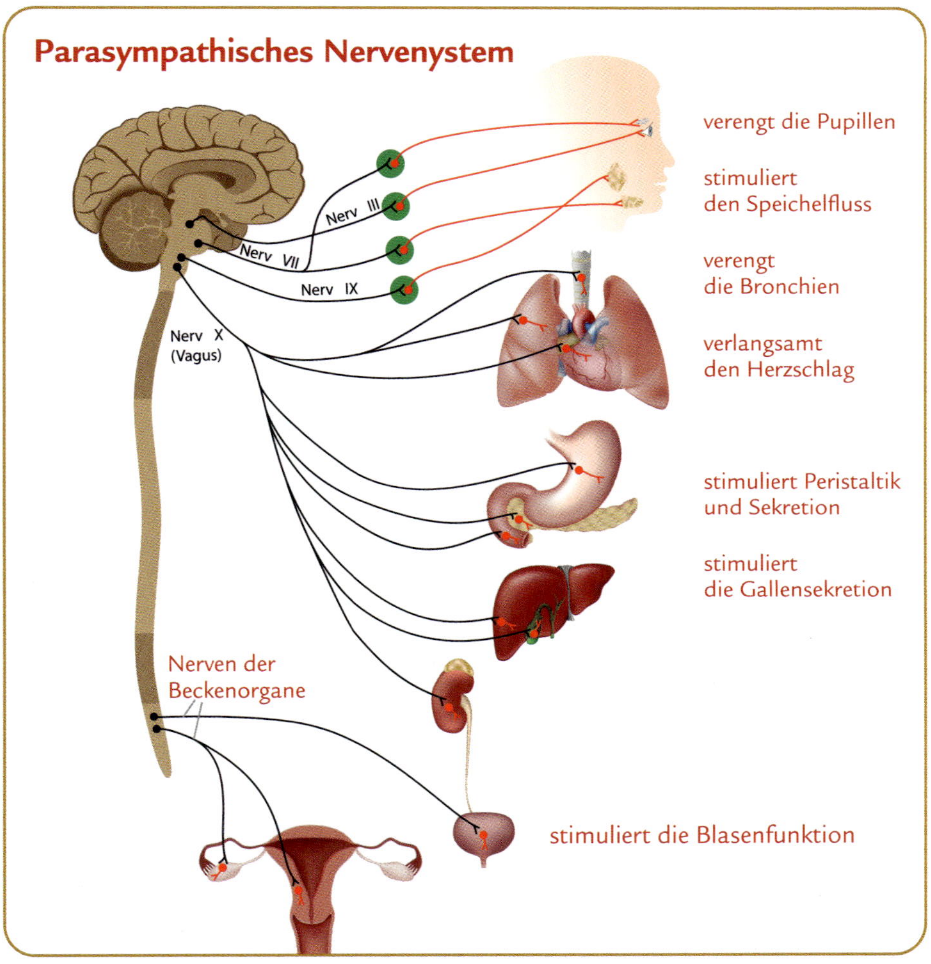

Tierarten und sogar bei unseren Haustieren funktioniert dieses »Anspannungs-Entspannungs-System« noch perfekt. Vielen Menschen jedoch macht ein Ungleichgewicht der vegetativen Steuerungsfunktionen zunehmend zu schaffen, wobei die Aktivität des Sympathikus über die Maßen gesteigert ist und der Parasympathikus keinen Ausgleich mehr zu leisten vermag. Woran liegt das? Wissenschaftler aus der Stressforschung machen vor allem die Lebensbedingungen unserer modernen Industrie- und Kommunikationsgesellschaft dafür verantwortlich: Hektik, Leistungsdruck, Konkurrenzdenken, Reizüberflutung, Überlastung, Einsamkeit, zu wenig

Harmonie in den zwischenmenschlichen Beziehungen, zu viele Konflikte, immer weniger Geborgenheit in Familie und Partnerschaft, immer mehr Unsicherheit und Angst. Hinzu gesellt sich noch eine stressauslösende Enge in U-Bahnen, auf den Straßen und in Wohnsiedlungen. Das alles wirkt sich auf die vegetative Steuerung in unserem Organismus so aus, als befände man sich ständig im Ausnahmezustand. Der Körper ist quasi in Daueralarmbereitschaft, auf Kampf oder Flucht programmiert so wie bei unseren Steinzeitvorfahren, wenn sie dem Säbelzahntiger zu entrinnen versuchten und auf den nächsten Baum flüchteten. Das wirklich Gefährliche an dieser vegetativen Fehlregulation ist, dass es kaum noch »Entwarnung« gibt und die Zellen des Körpers unter einem adrenergenen Dauerbombardement stehen. Im schlimmsten Fall kann dies zur Entgleisung und zum völligen Zusammenbruch des Systems führen, was sich in bedrohlichen Krankheitsprozessen wie dem Burnout-Syndrom (s. Seite 45) offenbart. Doch es muss gar nicht erst dieser Worst Case eintreten: Auch schon in viel früheren Stadien zeigen sich oft schon die Folgen des vegetativen Ungleichgewichts – zum Beispiel, indem ein hoher Adrenalinspiegel und ständige Anspannung zu Gefäßverkrampfungen und Durchblutungsstörungen führen. Die schlechtere Blutversorgung wirkt sich im gesamten Organismus negativ aus. Sie kann die Organe und das Immunsystem schwächen und viele Probleme wie Migräne, Rückenschmerzen, Rheuma, Allergien, eine erhöhte Infektanfälligkeit oder sogar die Entstehung von Krebserkrankungen nach sich ziehen. Den Vagusnerv zu stärken, ist in der heutigen Zeit deshalb wichtiger denn je. Auf den folgenden Seiten lernen Sie Ihren Ruhenerv daher genau kennen.

Was genau ist der Vagusnerv?

Der Vagusnerv ist ein sehr langer, paariger Nervenstrang, der vom Hirnstamm ausgehend den ganzen Körper durchzieht. Seinen Namen verdankt er dem lateinischen Wort *vagari*. Dies bedeutet so viel wie »umherschweifen« oder »umherwandern«. Die Anatomen nannten den Nerv so, da er sich ihnen zunächst als eher unspezifisch präsentierte und sie seine vielfältigen Funktionen nicht genau zuordnen konnten. Heute weiß man aber sehr genau, welche Aufgaben der Vagusnerv an den verschiedenen Organen hat. So stimuliert der Nervus vagus, der auch als zehnter Hirnnerv (N. X) bezeichnet wird, beispielsweise die Magensäure, kontrolliert die Darmbewegungen während der Verdauungstätigkeit, reguliert den Herzrhythmus und die Atemfrequenz und ist an verschiedenen anderen Funktionen wie der Schweißregulation, dem Hungergefühl, der Speichel- und Tränenbildung und der mentalen Verfassung beteiligt.

Intelligente Kommunikation zwischen Kopf und Körper

Um sich vorstellen zu können, wie der Vagusnerv all diese verschiedenen Aufgaben ausüben kann, unternehmen Sie hier einen kleinen Ausflug in die Welt des Gehirns und der nervalen Kommunikation. Das Gehirn eines Erwachsenen wiegt ungefähr 1,5 Kilogramm. 40 Prozent dieses Gewichts entfallen auf die tief gefaltete und gewundene Hirnrinde, den sogenannten Neokortex. Die Hirnrinde fungiert als Zentrale zur Steuerung unserer Sinneswahrnehmungen sowie unserer Fähigkeit zu planvollem Denken und Handeln. Das Gehirn teilt sich in zwei Hälften, die Hemisphären. Sie sind durch den Hirnbalken verbunden, ein dichtes Nervenfaserpaket, das den lateinischen Namen Corpus callosum trägt. Über diesen Balken werden die Prozesse beider Hemisphären exakt koordiniert. Im Inneren des Gehirns unter dem Neokortex befinden sich die primitiveren und älteren Hirnstrukturen. Im limbischen System mit dem Hypothalamus, Hippocampus und den Mandelkernen werden Gefühle und Triebe wie Hunger, Durst oder Sexualität verarbeitet und viele Körperfunktionen mitgesteuert. In der sogenannten Medulla oblongata erfolgt die Aufrechterhaltung lebenswichtiger Funktionen wie Herzschlag, Atmung oder Blutdruck. Hier befindet sich auch der Übergang vom Gehirn zum Rückenmark. Das angrenzende Kleinhirn im hinteren, unteren Abschnitt des Gehirns schließlich ist vor allem für die Koordination von Körperbewegungen und die Erhaltung des Gleichgewichts nötig.

Das kognitive und das emotionale Gehirn

Der französische Neurowissenschaftler und Autor David Servan-Schreiber (1961–2011) unterteilt in seinem Buch *Die Neue Medizin der Emotionen* unser Gehirn in ein kognitives und ein emotionales Gehirn. Dabei bezieht er sich unter anderem auch auf die Forschungsarbeiten des bekannten amerikanischen Arztes und Hirnforschers António Damásio. Dieser sieht unser psychisches Leben, die Gestaltung unseres Daseins, unser Verhalten und unsere Ausdrucksweise »als einen fortwährenden Versuch einer Symbiose zwischen den beiden Gehirnen«. Auf der einen Seite ist das kognitive Gehirn – bewusst, rational und der Außenwelt zugewandt. Ganz anders hingegen das emotionale Gehirn: »unbewusst, zuförderst aufs Überleben bedacht und vor allem – in engem Kontakt mit dem Körper«.

Die beiden Gehirne sind relativ unabhängig voneinander und beeinflussen auf sehr unterschiedliche Weise unsere Lebenserfahrung sowie unser Verhalten. Die Un-

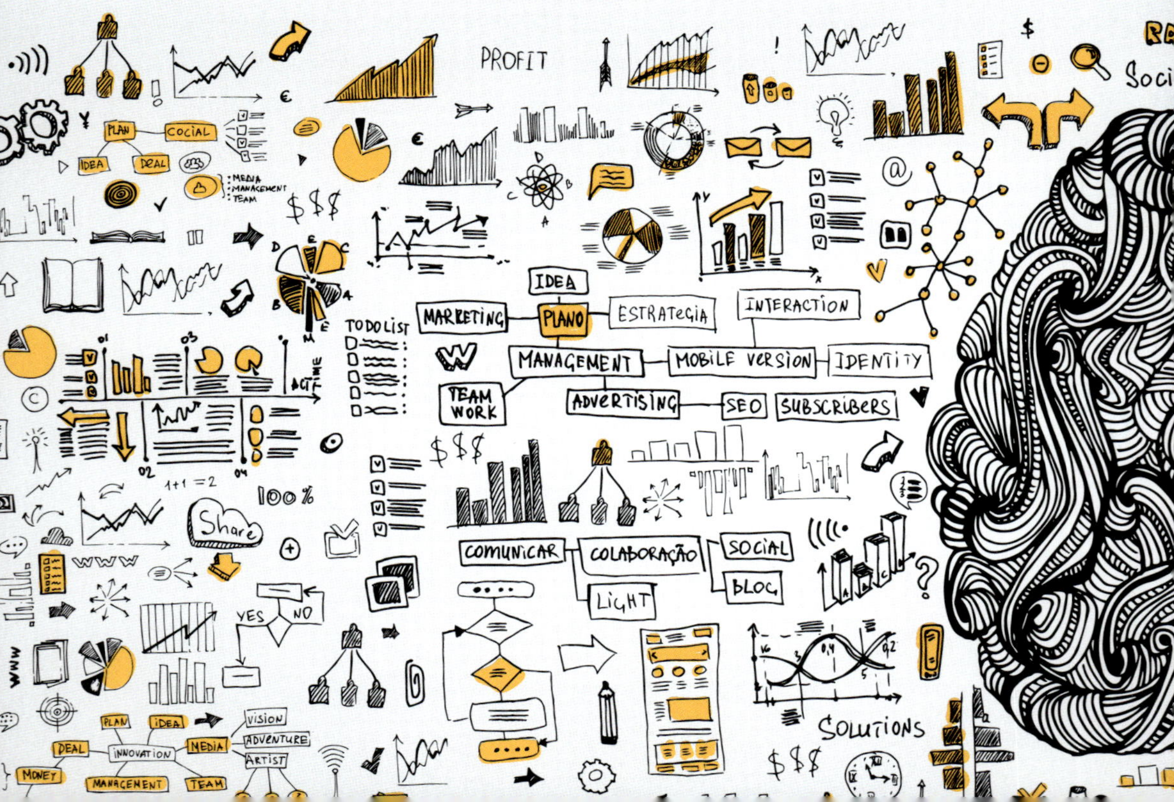

terschiedlichkeit zeigt sich sogar im Nervengewebe selbst und nicht nur über dessen Funktion. Während im Neokortex, also der evolutionsbiologisch relativ jungen obersten Schicht unseres Gehirns, die Neuronenschichten komplex strukturiert und klar angeordnet sind, stellen die Nervenzellen des limbischen Systems sich eher wie verschmolzen und daher als viel rudimentärere Strukturen dar. Im Übrigen verbindet diese primitivere Schicht die Menschen mit allen Tieren, ja, selbst mit den Reptilien. Denn alle Geschöpfe aus der Tierwelt – der wir Menschen biologisch gesehen auch angehören – verfügen über diese archaische Gehirnstruktur. Doch trotz seiner vergleichsweise einfachen Strukturierung laufen die Reaktionen im emotionalen Gehirn viel schneller ab und sind deshalb in höherem Maße für elementare Überlebensstrategien geeignet, so Servan-Schreiber. »Aus diesem Grund kann beispielsweise im Halbschatten eines Waldes ein Stück Holz, das auf dem Boden liegt und einer Schlange gleicht, eine Angstreaktion auslösen«, erläutert er weiter. »Noch ehe das übrige Gehirn die Analyse abschließen und zu dem Schluss kommen kann, dass es sich um etwas Harmloses handelt, hat das emotionale Gehirn, ausgehend von sehr bruchstückhaften und oft sogar falschen Informationen, bereits die Überlebensreaktion ausgelöst, die ihm am geeignetsten erschien.«

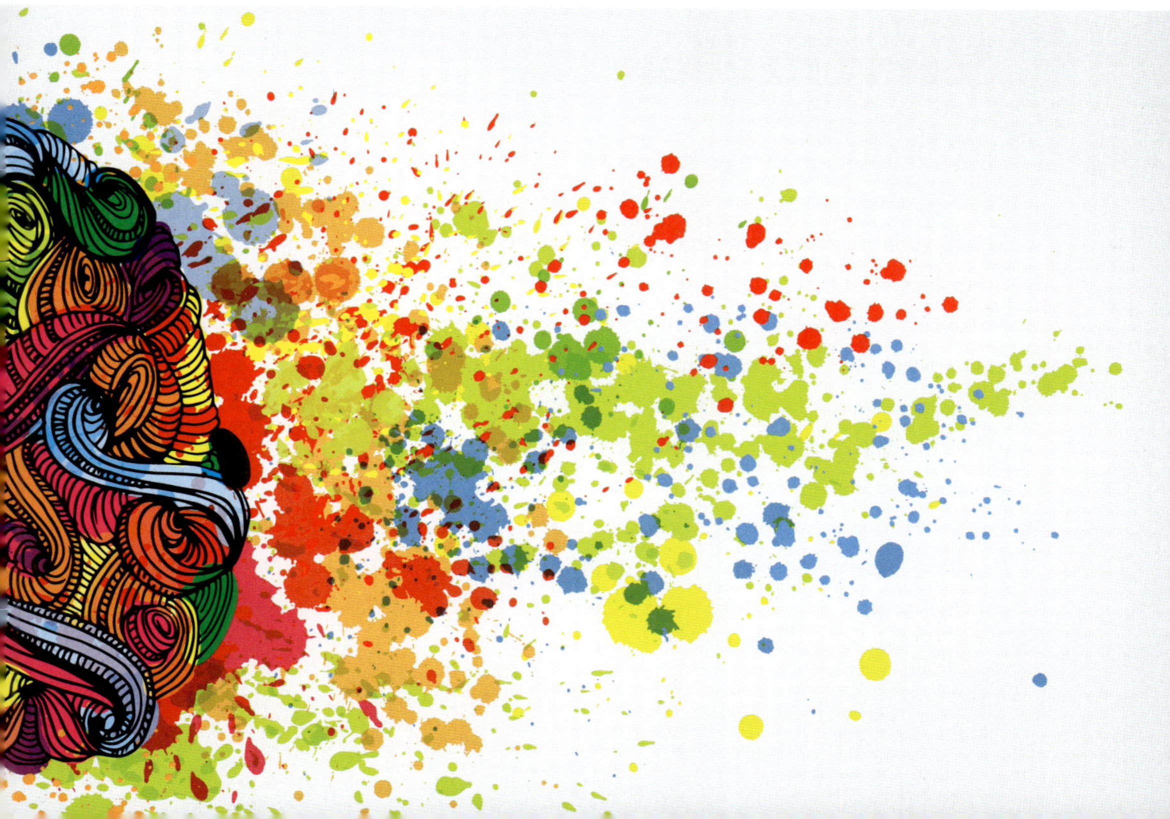

Das ideale Zusammenspiel

Beide Gehirne, das kognitive und das emotionale, nehmen die Informationen aus der Außenwelt nahezu gleichzeitig auf. Danach könnten sie entweder gut zusammenarbeiten oder aber einander die Kontrolle über Denken, Gefühle und Verhalten streitig machen, erklärt Servan-Schreiber. Das Resultat dieser Interaktion – Kooperation oder Konkurrenz – bedinge, was wir fühlen, und bestimme unser Verhältnis zur Welt und zu anderen Menschen. Konkurrenz mache uns unglücklich, Kooperation hingegen zu einem Menschen, der in Harmonie mit seiner Umwelt und seinen persönlichen Beziehungen leben kann. »Ergänzen sich die beiden Gehirne und gibt das emotionale Gehirn die Richtung vor, wie wir unser Leben gestalten wollen, während das kognitive Gehirn uns dazu bringt, so klug wie möglich in ebendieser Richtung vorwärtszugehen, verspüren wir eine innere Harmonie, die uns sagt: ›Ich bin genau da, wo ich in meinem Leben sein möchte.‹« Wie Sie diese Kooperation statt Konkurrenz über Ihren Ruhenerv stärken können, werden Sie in diesem Buch erfahren.

Wunderwerk aus Milliarden Nervenzellen

Das Gehirn unterscheidet den Menschen von allen anderen Lebewesen am stärksten. Es birgt eine fantastische Welt, unvorstellbar groß, unvorstellbar komplex und immer noch voller Geheimnisse. In dem gigantischen Netzwerk von vielen Tausend Kilometern Nervenleitung und über 100 Milliarden Nervenzellen spielen sich täglich faszinierende elektrische und biochemische Prozesse ab, werden täglich Höchstleistungen an Informationsverarbeitung vollbracht, die kein Supercomputer auf dieser Welt zuwege bringen könnte. Dabei hat die Natur das menschliche Gehirn mit einem riesigen Fassungsvermögen ausgestattet: Seine Kapazität würde für einige Hundert Jahre Denk- und Gefühlsleistung sowie andere neuronale Aktivität reichen.

Allerdings braucht es zum Erhalt der Gehirnleistung ein regelmäßiges Training, sonst beginnen die Nervenverbindungen zu verkümmern, der Geist fängt an zu altern. Wie funktioniert das neuronale Netzwerk genau? Was befähigt ein Baby, laufen

Kooperation oder Konkurrenz?

Das limbische System in der Tiefe unseres Gehirns kann man sich wie einen Kontrollposten vorstellen. Es wird auch Emotionsgehirn genannt und überwacht alle physiologischen Reaktionen wie Atmung, Herzschlag, Blutdruck, Appetit, Schlaf, Libido, die Ausschüttung von Hormonen, die Tätigkeit von Immunzellen und vieles mehr. Dabei ist es auf Informationen aus dem peripheren Nervensystem angewiesen – und damit auch ganz stark auf das Feedback vonseiten des Vagusnervs.

Dagegen hat unser Neokortex, die »neue Rinde«, an der Oberfläche des Gehirns ganz andere Aufgaben. Der Neokortex ist im Wesentlichen für unsere intellektuellen Fähigkeiten zuständig und reguliert Wahrnehmung, Sprache und Denken. Der sogenannte präfrontale Kortex, eine Großhirnrindenstruktur hinter Stirn und Augen, ist bei uns Menschen besonders hoch entwickelt. »Über den präfrontalen Kortex steuert der Neokortex Achtsamkeit, Konzentration, Hemmung oder Unterdrückung von Impulsen und Instinkten sowie die sozialen Beziehungen und sogar, wie Damásio gezeigt hat, das moralische Verhalten«, erklärt David Servan-Schreiber. »Der Neokortex, unser kognitives Gehirn, stellt eine wesentliche Komponente unseres Menschseins dar.«

Dieses Menschsein im positivsten Sinne – also mit unseren Fähigkeiten, Begabungen und Werten wie logisches Denken und Handeln, Konzentration, Empathie, Mitgefühl, Respekt, Liebe und Nächstenliebe – können wir jedoch nur hervorbringen, wenn das emotionale und das kognitive Gehirn gleichberechtigt und harmonisch zusammenarbeiten – wir also »mit uns und unserer Umwelt im Reinen sind«. Das bedeutet natürlich nicht, dass man nur noch auf Wolke sieben schweben und alles durch die sprichwörtliche rosarote Brille betrachten soll. Dispute und Krisenzeiten gehören genauso zum Leben wie Freude und Unbeschwertheit. Es sind die beiden Seiten derselben Medaille.

Allerdings ist von zentraler Bedeutung, wie man mit den Höhen und Tiefen des Lebens umgeht. Es gilt also darauf zu achten, dass das Pendel weder gänzlich auf die rein rationale noch auf die emotionale, trieb- und instinktgesteuerte Seite ausschlägt. Beide Extreme wirken destruktiv, erzeugen Stress und damit Krankheit.

Welche machtvolle Rolle der Ruhenerv dabei spielt, indem er uns immer wieder im wahrsten Sinne »in die Mitte« zu bringen versucht, lesen Sie in den folgenden Kapiteln.

oder sprechen zu lernen; einen Pianisten, Beethoven zu spielen; eine Eiskunstläuferin, den doppelten Rittberger zu springen oder uns alle, einfach nur die unzähligen Dinge des Alltags zu bewältigen? Bei jedem Gedanken, jedem Gefühl und jeder Handlung bilden sich Nervenschaltkreise. Jedes Neuron – so die Fachbezeichnung für eine Nervenzelle – hat einen schwanzartigen Fortsatz, der als Axon bezeichnet wird und sich wie die Finger einer Hand verzweigt. Darüber hinaus besitzt ein Neuron zahlreiche Anhängsel, die als Rezeptoren, also »Empfangsstellen« für ankommende Signale, dienen. Diese Rezeptor-Anhängsel werden Dendriten genannt.

Jedes Axon einer Nervenzelle reicht nah an die Dendriten eines anderen Neurons heran, ohne sie jedoch zu berühren. Zwischen ihnen bestehen nämlich winzige Zwischenräume. In diesen als Synapsen bezeichneten Räumen findet die eigentliche Informationsübertragung des Gehirns statt. Wird eine Nervenzelle durch einen Reiz in einen Erregungszustand versetzt, sendet sie einen elektrischen Impuls aus, der zum Axon geleitet wird und dort bis zum Ende, also bis zur Synapse, weiterläuft. Normalerweise wäre hier die Reise des elektrischen Impulses beendet, da ja ein Zwischenraum das Axon von anderen Nervenbahnen trennt. Allerdings existieren in diesem synaptischen Spalt sogenannte Neurotransmitter, dazu später mehr. Hierbei handelt es sich um spezielle chemische Botenstoffe, die den Spalt überbrücken und so das Signal zur nächsten Nervenzelle weiterleiten können. Man kann sie sich wie kleine Fährschiffe vorstellen, die den Impuls auf der einen Seite des synaptischen Spalts abholen und auf die andere Seite hinübertransportieren.

Eine einzige Nervenzelle vermag bis zu 10 000 Synapsen auszubilden! Je aktiver wir sind, je öfter wir unser Gehirn benutzen und je mehr wir lernen, desto größer wird die Zahl solcher Schaltstellen und desto dichter ist das neuronale Netzwerk geknüpft.

Netzwerk aus Gehirn, Nerven, Immunsystem und Stoffwechsel

Nerven und Gehirn stehen über die komplexen Kommunikationsmechanismen auch mit dem Immunsystem, dem Stoffwechsel sowie allen anderen Systemen unseres Organismus in ständigem Austausch miteinander. Die Neurotransmitter haben bei dieser Kommunikation Schlüsselfunktionen. Ohne diese biochemischen Botenstoffe könnte unser Gehirn überhaupt nicht arbeiten, es kämen keine Übertragungen von Informationen an den Nervenleitungen zustande – und damit wären wir weder fähig,

Gedanken zu entwickeln, noch Gefühle zu empfinden oder Bewegungen auszuführen. Das Gehirn befände sich quasi im Stillstand, vollkommen ohne Aktivität – und mithin auch der ganze Körper. Neurotransmitter wie beispielsweise Dopamin, Adrenalin, Noradrenalin, Acetylcholin und Serotonin werden in den Nervenzellen selbst gebildet, um an den Synapsen biochemische Brücken entstehen und die Nerven miteinander in Verbindung treten zu lassen.

Über diese Art der Kommunikation werden dann viele andere Funktionsbereiche des Körpers aktiviert. An den Schnittstellen vom Gehirn zum Hormonsystem finden beispielsweise komplexe Steuerungsvorgänge statt, die durch Nervenimpulse ausgelöst sind. Solche Schnittstellen bilden etwa der Hypothalamus, ein übergeordnetes Hormon-Steuerungszentrum im Mittelhirn, sowie die Hirnanhangsdrüse, lateinisch Hypophyse genannt. Hier werden nahezu alle wichtigen Hormone des Körpers reguliert, seien es die Schilddrüsenhormone, die männlichen und weiblichen Geschlechtshormone oder die Hormone der Nebennieren.

Doch auch sämtliche Organe, alle Gefäßbahnen sowie die Körperabwehr sind über Verbindungseinheiten wie etwa das bereits genannte vegetative Nervensystem – und damit auch über den Vagusnerv – untrennbar an die neuronale Tätigkeit im Gehirn gekoppelt und so zu einer festen Funktionseinheit zusammengefügt.

Minigehirne ermöglichen Organintelligenz

Vor einiger Zeit haben Wissenschaftler entdeckt, dass Organe, beispielsweise der Darm oder das Herz, selbst über zigtausend Neuronen verfügen, die so etwas wie ein kleines »Organgehirn« darstellen. Diese Minigehirne, so schreibt der bereits erwähnte Neurowissenschaftler David Servan-Schreiber in seinem Buch *Die Neue Medizin der Emotionen,* könnten

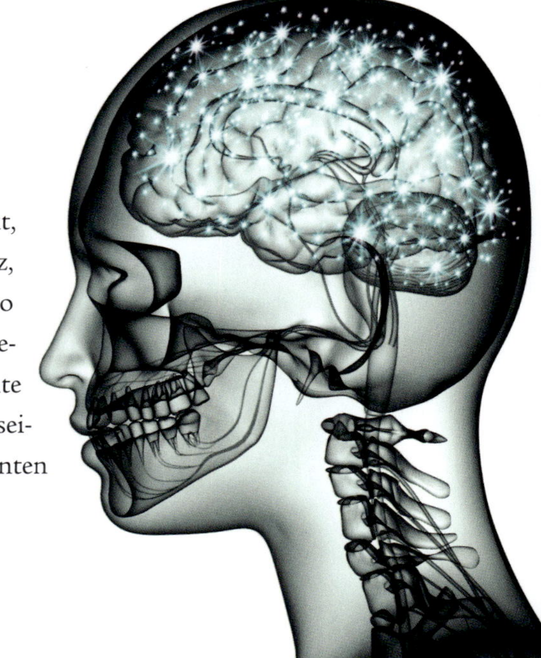

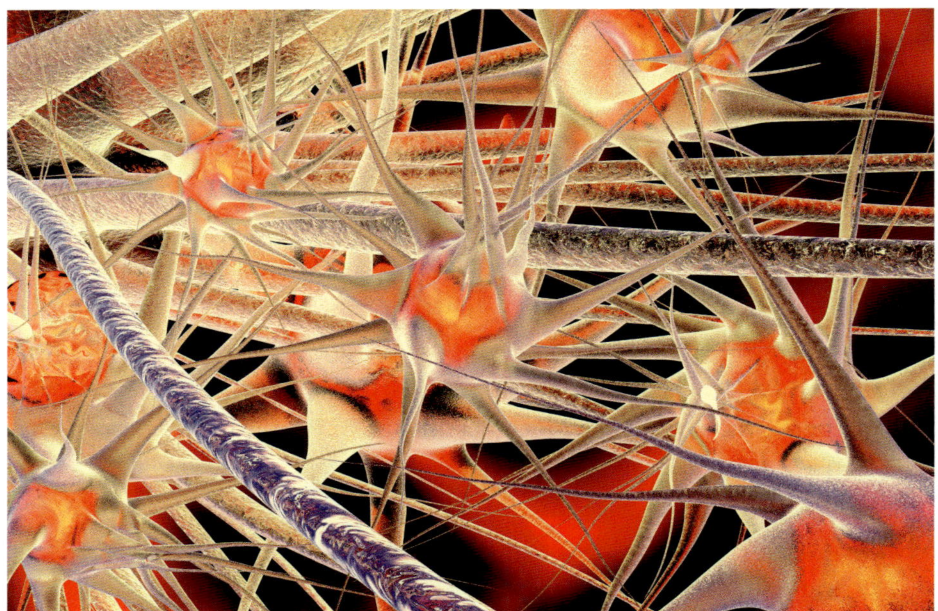

ihrerseits Informationen aufnehmen, Wahrnehmungen verarbeiten und sogar Erinnerungen speichern. Und sie seien eng mit dem limbischen System verknüpft, dem Areal in der Mitte unseres Gehirns, das, wie Sie nun wissen, für unsere Emotionen zuständig ist.

Mit der Beziehung zwischen den kleinen Organgehirnen und dem Emotionszentrum im Kopf lässt sich erklären, warum wir auch mit dem Bauch und dem Herzen »fühlen« können, was der Volksmund ausdrückt mit Worten wie »Mir wird leicht ums Herz«, »Ich habe ein seltsames Bauchgefühl« oder »Mir läuft die Galle über«. Wenn man lernt, auf die von den Organen ausgesendeten Signale zu achten, also deren Sprache zu verstehen, kann man seine Gefühle – vor allen Dingen die negativen – besser kontrollieren.

Und umgekehrt: Wenn man über ausreichend emotionale Intelligenz verfügt, mit seinen Gefühlen also geordnet umzugehen vermag, wirkt sich das auch positiv auf die Organe aus, die dann harmonisch und ausgeglichen funktionieren. Sie werden noch viel darüber lesen, welch entscheidende Rolle Ihr Ruhenerv dabei spielt und wie sich etwa die emotionale Intelligenz durch einen gut trainierten Nervus vagus auf wunderbare Weise steigern lässt.

Faszinierende Organe

Die Organe unseres Körpers leisten Großartiges, jeden Tag, jede Stunde, jede Minute, jede Sekunde – und das alles auch mithilfe des Vagusnervs:

Das Herz schlägt ohne Unterlass und pumpt dabei pro Tag bis zu 10 000 Liter Blut durch die Gefäße bis zu den feinsten Kapillaren und Zellen unseres Körpers.

Unsere Lunge mit ihren beiden Flügeln, dem fein verästelten System von Luftröhre, Bronchien und Bronchiolen sowie ihren zarten Lungenbläschen, den Alveolen, schenkt uns in jeder Sekunde die Möglichkeit des Ein- und Ausatmens und damit die Aufnahme von lebenswichtigem Sauerstoff in den Organismus.

Die Leber reinigt als zentrales Stoffwechsel- und Entgiftungsorgan den Körper von unzähligen Stoffen, die Schaden zufügen könnten: von Umwelttoxinen, Medikamenten, Zusatzstoffen aus der Nahrung, Alkoholabbauprodukten – und das unermüdlich, 24 Stunden am Tag.

Die Nieren filtern mit ihren Nierenkörperchen, den sogenannten Glomeruli, täglich etwa 170 Liter Primärharn aus dem Blut, sondern unbrauchbare Stoffe aus und führen dem Körper wieder Flüssigkeit zu.

Im Gehirn, dem Supercomputer in unserem Kopf, werden über ein Netzwerk von über 100 Milliarden Neuronen in atemberaubender Geschwindigkeit unzählige Signale hin- und hergeschickt – Signale, die sich zu Gedanken, Gefühlen, Empfindungen formen und die unsere Persönlichkeit, Talente und Begabungen prägen.

Der Darm erscheint zunächst fast ein wenig langweilig, verglichen mit den anderen so viel beachteten und bewunderten Organen, ist er doch nur ein langer Schlauch, der sich durch die Mitte des Körpers zieht.

In der Tat handelt es sich bei unserem Verdauungstrakt und damit bei unserem Darm um eine Art Schlauchsystem, das an der einen Stelle mal schnurgerade verläuft, an einer anderen Stelle eine merkwürdige Aussackung zeigt, um sich dann serpentinenartig abwärts in Richtung Körperausgang zu bewegen.

Aber in Zusammenhang mit Ihrem Ruhenerv werden Sie in Sachen Darm in diesem Buch auf eine besondere Entdeckungsreise gehen! Denn der Vagusnerv ist der mächtigste Nerv in Bezug auf die Verdauung. Und hiermit ist er auch der wichtigste Nerv für unser berühmtes »Bauchgehirn« und unsere »Intuition« – Gaben, die uns evolutionsbiologisch Flügel verliehen haben und an der Weiterentwicklung des Menschen maßgeblich und wirkungsvoll beteiligt sind.

Sonderstellung Darm: der Vagusnerv und die Verdauung

Der Nervus vagus entspringt etwa in der Mitte des Gehirns und zieht zu einem großen Teil zusammen mit der großen Halsschlagader *(Arteria carotis)* und der großen Halsvene *(Vena jugularis)* am Hals vorbei und an der Speiseröhre entlang in Richtung Magen. Zahlreiche Abzweigungen des Nervs erreichen auch den Darm, einschließlich des Dickdarms, der zu etwa zwei Drittel vom Ruhenerv versorgt wird. Interessant: 80 Prozent des Informationsflusses entlang des Vagusnervs verlaufen vom Darm in Richtung Gehirn – und nicht umgekehrt. Es scheint fast so, als würde sich der Darm dieser nervalen Autobahn bedienen, um das Gehirn mit vielen nützlichen Informationen zu versorgen, die unsere Zentrale im Kopf dann aus der Tiefe des Bauchraumes zum Wohle des ganzen Körpers nutzen kann. Doch wo landen diese unzähligen Informationen aus dem enterischen Nervensystem, die via Nervus vagus und Neurotransmitter ins Oberstübchen geschickt werden? Und was geschieht mit ihnen? »Wohl fühlen sich die Informationsträger aus dem Darm in den Regionen, die für Emotionen, Lernen und Motivation zuständig sind«, schreibt die Professorin für Gesundheitsförderung und Medical Wellness von der Hochschule Coburg, Prof. Dr. Michaela Axt-Gadermann, in ihrem Ratgeber *Schlank mit Darm*. »Das limbische System mit dem Hippocampus und der Amygdala zählt zu ihren Zielbereichen. Hier ist alles versammelt, was unsere Gefühlswelt beeinflusst.« Und schon wird einmal mehr verständlich, wie eng die Minigehirne im Körper mit dem Emotionszentrum im Gehirn verkoppelt sind. Ist es da noch verwunderlich, dass Frischverliebte die berühmten »Schmetterlinge im Bauch« spüren? Dass man sich nach einem genussvollen Candle-Light-Dinner viel entspannter und ausgeglichener fühlt als nach einem hastig hinuntergeschlungenen Abendimbiss? Leider nehmen die Stressgeplagten, denen Ruhe, Muße und Kontemplation zu Fremdwörtern geworden sind, stark an Zahl zu – und so auch die Krankheiten und Beschwerden, die damit fast zwangsläufig einhergehen. Erfahren Sie daher im nächsten Kapitel, was alles passieren kann, wenn das vegetative Nervensystem aus dem Ruder läuft und Ihr Ruhenerv zunehmend ein Schattendasein fristen muss.

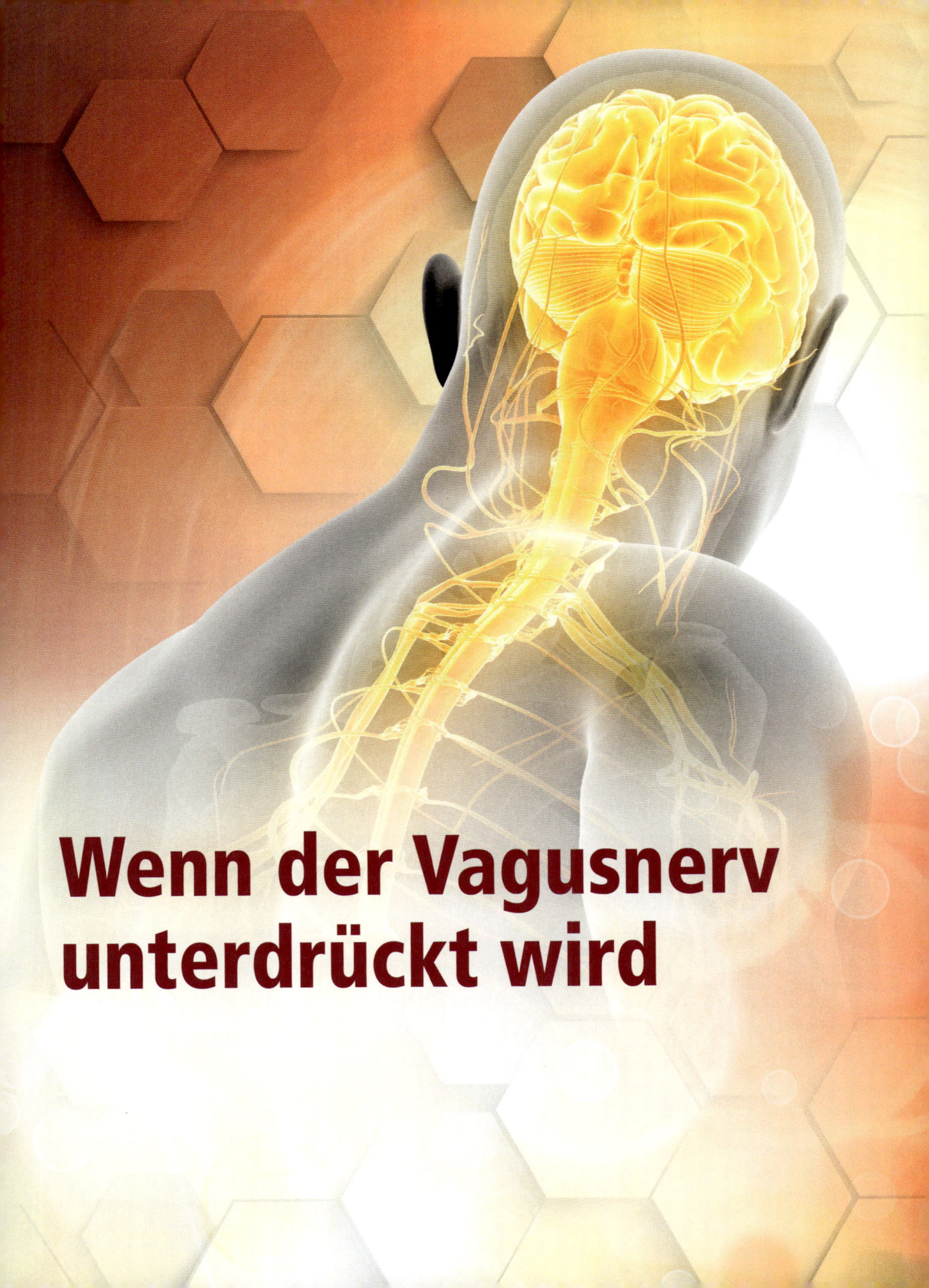

Wenn der Vagusnerv unterdrückt wird

Verliert das vegetative Nervensystem seine Balance und nimmt die Aktivität des Sympathikus zu, ist Gefahr im Verzug. Denn bei verstärktem Sympathikotonus und verringertem Vagotonus gerät der Organismus in einen permanenten Stresszustand – und das macht auf Dauer krank!

Die Zahl der Menschen, die unter Verdauungsproblemen, Erschöpfung, Allergien, chronischen Infekten, Schlafstörungen oder Depressionen leiden, wächst stetig. Auch Herz- und Kreislaufprobleme sind stark verbreitet und stehen auf der Liste der Zivilisationsleiden ganz oben. Beim Thema Gewichtszunahme und Übergewicht verhält es sich ähnlich: Jeder Dritte bringt hierzulande zu viele Pfunde auf die Waage. All diese Krankheiten und Störungen hängen direkt mit einem Ungleichgewicht zwischen dem Sympathikus und dem Vagusnerv zusammen. Wer die ersten Symptome ignoriert, wird von seinem Organismus immer stärkere Alarmsignale erhalten. Nehmen Sie diese Signale ernst und achten Sie darauf, wie Ihr Körper zu Ihnen spricht: Es sind wertvolle Hinweise, um Krankheiten rechtzeitig zu erkennen und zu behandeln, oder noch besser – zu verhüten! Im Folgenden lernen Sie die häufigsten Krankheiten kennen, die in Zusammenhang mit einer gestörten Vagusfunktion stehen können.

Verdauungsprobleme

Wichtige Ursachen für chronische Magen-Darm-Beschwerden sind oft psychische Belastungen wie Nervosität, Angst, Sorgen, Hektik und Stress. Über das vegetative Nervensystem gelangen auf diese Weise Stressimpulse direkt zu Magen und Darm und bringen die Verdauungsfunktionen durcheinander. Dass der Vagusnerv hier aufgrund seines erniedrigten Tonus entscheidend an den Beschwerden beteiligt ist, haben Sie bereits erfahren. Auch Nahrungsmittelallergien oder Nahrungsmittelunverträglichkeiten (s. ab Seite 33), aber auch eine unausgeglichene Lebens- und Ernährungsweise erhöhen das Risiko für Magen-Darm-Probleme wie beispielsweise einen Reizdarm und Reizmagen. Darüber hinaus kann in manchen Fällen eine Infektion mit dem Magenkeim *Helicobacter pylori* eine Entzündung der Magenschleimhaut auslösen.

Diese Krankheiten können auf einen unterdrückten Vagusnerv hinweisen

- Störungen der Verdauung
- Herz-Kreislauf-Probleme
- Abwehrschwäche, Infektanfälligkeit
- Allergien und Lebensmittelunverträglichkeiten
- Gewichtszunahme und Übergewicht
- Schmerzzustände wie Kopfschmerzen, Migräne
- Schlafprobleme, Ein- und Durchschlafstörungen
- nervöse Unruhe
- Müdigkeit, Antriebslosigkeit
- Ärger, Gereiztheit
- depressive Verstimmungen
- Ängste
- Burnout-Syndrom
- Chronic-Fatigue-Syndrom, Erschöpfung

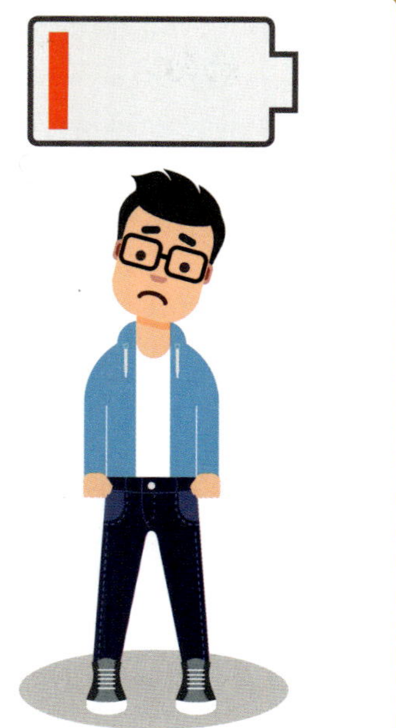

Gelegentliche Verdauungsprobleme sind ganz normal und geben keinen Anlass zur Sorge. Wenn bestimmte Beschwerden, allen voran Bauchschmerzen, immer wiederkehren, sollten Sie sich medizinisch untersuchen lassen. Die Diagnose eines Reizmagens oder -darms gilt dann meist als gesichert, wenn die Beschwerden länger als drei Monate vorhanden sind, ohne dass der Nachweis einer funktionellen Organerkrankung in Speiseröhre, Magen, Darm sowie Umgebungsorganen wie Leber, Gallenblase oder Bauchspeicheldrüse erbracht wurde. Zum Ausschluss einer Nahrungsmittelunverträglichkeit gibt es Immuntests mit Blutuntersuchungen auf spezielle Antikörper gegen Nahrungsmittel sowie Atemtests auf eine Laktose- und Fruktoseintoleranz.

Bleibt die Disbalance im vegetativen Nervensystem ständig zuungunsten des Nervus vagus und zugunsten des Sympathikus weiter bestehen, kann es zu einem Magen- oder auch zu einem Zwölffingerdarmgeschwür kommen. Ein Magengeschwür entsteht nicht selten als Folge einer chronischen Magenschleimhautentzündung. Im Anfangsstadium kann das Geschwür noch auf die oberflächliche Magenschleimhautschicht beschränkt sein. Wenn es nicht behandelt wird, dringt es später

Klassische Symptome von Verdauungsproblemen

- ✔ krampfartige Bauchschmerzen
- ✔ Sodbrennen (vor allem nach dem Essen)
- ✔ Übelkeit, Brechreiz
- ✔ Blähungen
- ✔ Völlegefühl
- ✔ Stuhlunregelmäßigkeiten mit einem Wechsel von Verstopfung und Durchfall
- ✔ Müdigkeit

jedoch auch in tiefere Schichten der Magenwand vor. Anhaltende Beschwerden im Magenbereich sollten Sie daher unbedingt fachärztlich abklären lassen. Sie müssen dringend einen Arzt konsultieren, wenn Sie immer wieder unter heftigen Oberbauchkrämpfen mit Übelkeit, (blutigem) Erbrechen, Schweißausbrüchen und Kreislaufproblemen leiden. Zur sicheren Diagnose eines Magengeschwürs wird dann eine Gastroskopie (Magenspiegelung) durchgeführt.

Sehr viele Menschen der heutigen Zeit leiden auch unter Sodbrennen. Dieses entsteht durch den Rückfluss von saurem Magensaft in die Speiseröhre. In der medizinischen Fachsprache wird dieses Phänomen Reflux genannt. Ursache ist sehr oft eine unausgewogene Ernährungsweise mit zu reichlichem und zu schwerem Essen, das vom Magen nur durch Ausschüttung großer Mengen an Magensäure zu bewältigen ist. Doch auch stressbedingt durch eine Dystonie des Vagusnervs, Nahrungsmittelunverträglichkeiten oder eine Funktionsstörung des Schließmuskels am Übergang von der Speiseröhre zum Magen kann Sodbrennen ausgelöst werden. Leichtes Sodbrennen ist meist harmlos und lässt sich mit einer Umstellung der Lebens- und Ernährungsweise gut behandeln. Wenn die Beschwerden jedoch häufig auftreten oder an Heftigkeit zunehmen, sollten Sie einen Arzt aufsuchen und die Funktionen Ihrer Speiseröhre und Ihres Magens untersuchen lassen.

Gut gekaut ist halb verdaut

Bekanntlich beginnt die Verdauung bereits im Mund. Dort werden über den Speichel Enzyme, sogenannte Amylasen, freigesetzt, welche die mit den Zähnen zerkleinerten Lebensmittel durchweichen. Der so entstandene Brei wird dann über die

Speiseröhre in den Magen und von dort aus in den Darm befördert. Damit dieser erste Verdauungsschritt optimal funktioniert, sollte sämtliche Nahrung gut gekaut werden. Das erleichtert die Passage durch die Speiseröhre ungemein.

Doch wie viele Menschen schlingen ihre Speisen hastig hinunter, oft im Vorbeigehen an einem Imbissstand oder wie nebenbei vor dem Computer oder Fernseher! Dass einem die Brocken so im wahrsten Sinne des Wortes im Halse stecken bleiben, ist kaum verwunderlich. Verdauungsstörungen, die allein dem Umstand geschuldet sind, dass unter Zeitdruck gegessen wird, sind stark verbreitet. Auch hier spielt eine große Rolle, dass viele Menschen vergessen haben, sich von ihrem Vagusnerv leiten zu lassen – und sich wieder mit Zeit und Muße ihrem Essen zu widmen!

Stress, unterdrückter Vagus und ein gestörtes Darmmikrobiom

Die Balance des Darmmilieus mit seinen Myriaden an guten, nützlichen Mikroorganismen sowie die Integrität der Darmbarriere haben für unser leibliches und seelischen Wohl eine hohe Priorität. Unter der Schleimschicht, die viele Fette und vor allem Lezithin enthält, liegt die Darmschleimhaut, die im Fachjargon als Mukosa bezeichnet wird. Sie besteht aus Schleimhautzellen, die über sogenannte Tight Junctions miteinander verbunden sind. Dabei handelt es sich um bänderförmige Membranproteine, welche die Zellen zusammenhalten. Gäbe es die Tight Junctions nicht, könnten Schadstoffe ungehindert durch die Zwischenräume zwischen den einzelnen Zellen schlüpfen und in den Blutkreislauf gelangen. Ist das Darmmikrobiom aus der Balance geraten und die Darmschleimhaut zunehmend durchlässiger geworden, wird dies unter Medizinern als Leaky-Gut-Syndrom bezeichnet. Der Begriff stammt aus dem Englischen, wobei *leaky* durchlässig bedeutet und *gut* den Darm bezeichnet. Beim Leaky-Gut-Syndrom sind tatsächlich alle Schutzsysteme des Darms in unterschiedlichem Ausmaß beschädigt – und das mit dramatischen Folgen:

- ✔ Die Schleimschicht verliert ihre Viskosität (Festigkeit) und wird immer dünner. Damit büßt sie ih re schützende Funktion ein und wird durchlässiger für Schädlinge, Bakterien und Fremdeiweiße.
- ✔ Die Darmflora gerät aus der Balance, es kommt zu Veränderungen im ökologischen Gleichgewicht des Mikrobioms. Dieser Vorgang bleibt nicht ohne Folgen,

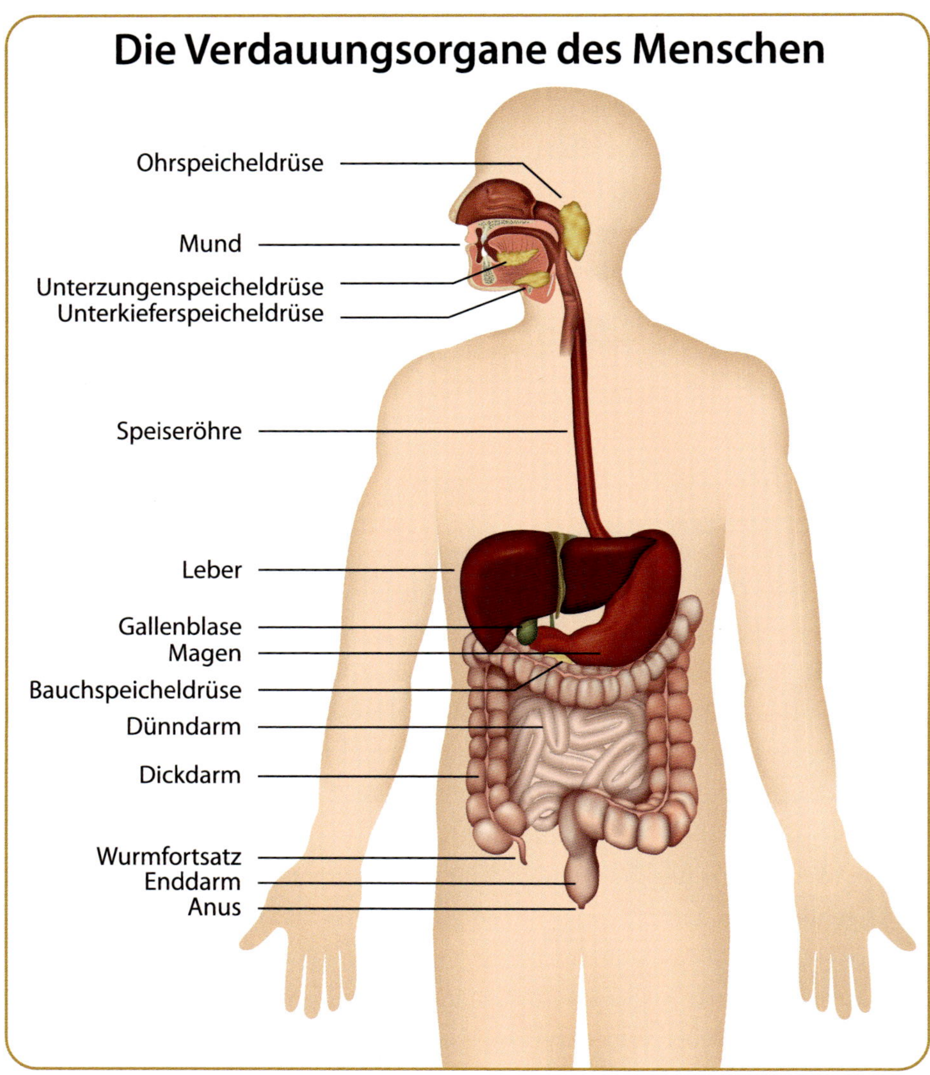

denn er hat Auswirkungen auf das Immunsystem. Infolgedessen werden durch die veränderte Bakterienzusammensetzung auf der Darmschleimhaut vermehrt entzündliche Signale ausgelöst. Diese Entzündungssignale wirken direkt an den Schlussleisten der Darmschleimhaut, den Tight Junctions.

- ✔ Der Darm wird auf diese Weise undicht und durchlässig für schädigende Stoffe, das Immunsystem versucht, diese Eindringlinge abzuwehren. In der Folge kommt es zu Entzündungen, die nicht selten die Durchlässigkeit der Darmschleimhaut noch weiter erhöhen.

- ✔ Noch mehr Schadstoffe, Gifte und andere Substanzen, die eigentlich ausgeschieden werden sollten, können die Darmschleimhaut passieren, was die Entzündung weiter anheizt: Ein Teufelskreis entsteht.

Im Grunde genommen kann jeder Mensch eine Disposition für das Syndrom des durchlässigen Darms entwickeln – etwa durch ungünstige Ernährungseinflüsse, andere (Grund-)Erkrankungen, die Einnahme von Antibiotika oder anderen Medikamenten, ungesunde Lebensgewohnheiten wie Rauchen, Schlafmangel und vieles mehr. Denn alles, was unserem Mikrobiom schaden und das empfindliche Gleichgewicht stören kann, erhöht letztendlich die Gefahr, dass die schützende Schleimschicht im Darminneren brüchig wird und so die Kaskade der oben beschriebenen Negativmechanismen in Gang kommt. Dass Stressfaktoren, ausgelöst durch einen unterdrückten Vagusnerv, eine ganz wesentliche Rolle bei der Störung des Darmmikrobioms und der Entstehung eines durchlässigen Darms zukommt, ist mittlerweile sehr gut erforscht.

Herz-Kreislauf-Probleme

Wie Magen und Darm hängen auch die Herz- und Kreislauffunktionen ganz entscheidend von der Ausgeglichenheit im vegetativen Nervensystem und damit von einer guten Arbeit unseres Ruhenervs ab.

Spitzenreiter unter den Herz-Kreislauf-Störungen ist der Bluthochdruck, in der Fachsprache arterielle Hypertonie genannt. Bluthochdruck wird meist von mehreren Faktoren beeinflusst. Zu den typischen Risikofaktoren gehören Übergewicht, Bewegungsmangel, Rauchen, Stress und eine unausgewogene Ernährung mit viel Fett und Zucker. Durch Übergewicht und Fehlernährung kommt es langfristig zu einem Ungleichgewicht im Stoffwechsel und zur Erhöhung von Fettwerten, allem voran dem Cholesterin. Die Fettmoleküle lagern sich an den Gefäßwänden ab und fördern die Entstehung einer Arteriosklerose. Bewegungsmangel und Zigarettenkonsum erhöhen die Gefahr der Arterienverkalkung noch zusätzlich. Neben diesen typischen Zivilisationserscheinungen spielen bei der Entstehung von Bluthochdruck aber auch

Klassische Symptome von Herz-Kreislauf-Problemen

- ✔ Bluthochdruck
- ✔ Herzstolpern
- ✔ Herzrasen
- ✔ Schmerzen in der Brust, Herzenge
- ✔ Schwindel
- ✔ Atemnot

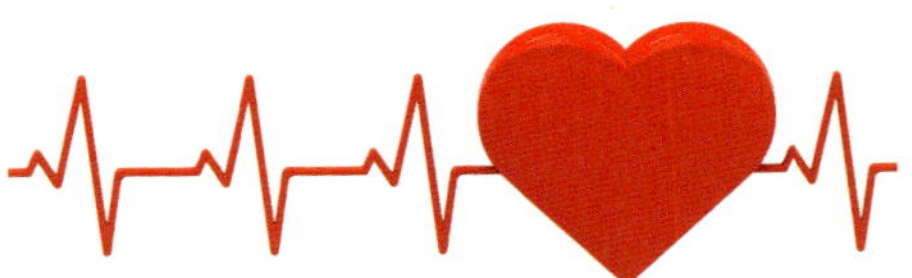

noch erbliche Faktoren sowie andere Krankheiten wie zum Beispiel die seltene Störung einer Nierenarterienstenose (Verengung der Nierenarterie) eine Rolle.

Wenn Verdacht auf Hypertonie besteht, sollten Sie zunächst selbst Ihren Blutdruck kontrollieren, entweder daheim mit dem eigenen Blutdruckmessgerät oder in der Apotheke. Von erhöhtem Blutdruck spricht man, wenn bei mehreren Messungen zu verschiedenen Zeiten Werte über 160/95 mmHg auf dem Blutdruckmessgerät angezeigt wurden. Sind Ihre Blutdruckwerte zu hoch, sollten Sie sich unbedingt von einem Arzt untersuchen lassen.

Unbehandelt birgt Bluthochdruck nämlich große Risiken, etwa die Gefahr eines Herzinfarkts, eines Schlaganfalls oder von Nierenschäden. Haben Sie Beschwerden wie Kopfschmerzen, Übelkeit, Schwindelgefühle oder Hitzeattacken, sollten Sie bedenken, dass ein erhöhter Blutdruck die Ursache sein könnte; konsultieren Sie Ihren Hausarzt. Auch Nierenfunktionsstörungen oder eine Schilddrüsenüberfunktion sind manchmal für einen erhöhten Blutdruck verantwortlich. Dann muss der Arzt der Sache auf den Grund gehen, und zwar durch Labormessungen, bildgebende Verfahren sowie gegebenenfalls weitere Diagnosemethoden, etwa eine Untersuchung von Herz und Gefäßen.

Herz aus dem Takt

Herzrasen ist ebenfalls ein recht weitverbreitetes Phänomen, vor allem, wenn die vegetative Steuerung des Herzens bereits angeschlagen ist. Typische Zeichen sind ein auffällig hämmernder oder rasender Puls, der mit einem Gefühl des »Flatterns« in der Brust einhergehen kann. Auch Hitzewallungen, Angstzustände, Atemnot und Schwindel können in Zusammenhang mit Herzrasen auftreten. Bei Herzrhythmusstörungen mit zu langsamer Pulsfrequenz und Herzstolpern sind häufiger Müdigkeit, Erschöpfung und Leistungsabfall, zudem Schwindelgefühle bis hin zu Ohnmachtsanfällen zu beobachten.

Wie entsteht das Problem? Am häufigsten spielen vegetative Erscheinungen als Auslöser eine entscheidende Rolle. Diese fasst man beim Herzen unter dem Begriff »funktionelle Beschwerden« zusammen. Ihre Ursache ist sehr häufig in Problemen wie Stress, Unruhe, Gereiztheit, Nervosität sowie körperlicher und seelischer Überlastung zu finden – und damit in einem Ungleichgewicht zwischen sympathischem und parasympathischem Nervensystem.

Bestimmte angeborene Herzerkrankungen können in seltenen Fällen ebenfalls Herzrasen hervorrufen, beispielsweise eine Störung des herzeigenen Nervenleitungssystems, das normalerweise die Impulse zum rhythmischen Zusammenziehen und Aufweiten des Herzmuskels über den Herzvorhof zu den Herzkammern leitet und so die geregelte Pumpfunktion gewährleistet. Auch eine Durchblutungsstörung des Herzens aufgrund verengter Gefäße sowie eine Herzmuskelentzündung bringen es manchmal mit sich, dass das Herz aus dem Takt gerät.

Gelegentliches Herzstolpern oder Herzrasen kommt übrigens bei fast jedem Menschen vor, zum Beispiel nach großer körperlicher Anstrengung oder bei Aufregung. Normalerweise ist das völlig harmlos. Als Selbsthilfemaßnahme können Sie Ihren Puls tasten und dabei feststellen, ob er zu schnell oder unregelmäßig ist. Wenn das Herz sehr viel schneller schlägt als 60 bis 80 Schläge pro Minute, dann liegt ein Herzrasen vor – aber natürlich nur, wenn Sie sich vor der Messung nicht körperlich verausgabt haben. Dann ist der schnelle Puls nämlich lediglich eine physiologische Reaktion des Körpers auf die erhöhte Anstrengung.

Bei länger andauernden Herzbeschwerden und stärkeren Symptomen sollten Sie unbedingt einen Arzt aufsuchen, am besten einen Kardiologen (Spezialist für Herzkrankheiten). Er wird Ihr Herz mit speziellen Methoden untersuchen, allem voran einem EKG sowie gegebenenfalls einem Belastungs- und Langzeit-EKG. Auch andere Diagnoseverfahren wie eine Ultraschalluntersuchung des Herzens und weitere bildgebende Verfahren wie Computer- oder Kernspintomografie kommen zur Abklärung in Betracht.

Geschwächte Immunabwehr, häufige Infekte

Einer Abwehrschwäche und erhöhter Infektanfälligkeit können verschiedene Ursachen zugrunde liegen. Vor allem die veränderten Umweltbedingungen – hohe Schadstoffkonzentrationen in Luft, Wasser und Boden, chemische Zusätze (Farb-, Konservierungsstoffe etc.) in unseren Lebensmitteln, Giftstoffe (Spritz- und Düngemittel) in der Nahrungskette – greifen massiv in unseren Stoffwechsel und in unser Immunsystem ein. Dazu kommen noch typische Lebensgewohnheiten der heutigen Zeit – zu wenig Bewegung, zu wenig frische Luft, zu fettes und kohlenhydratreiches Essen, regelmäßiger Aufenthalt in klimatisierten Räumen und häufige kritiklose Einnahme von Medikamenten wie zum Beispiel Antibiotika. Seelische Problemsituationen wie erhöhte Anforderungen in Schule und Beruf, Geldsorgen, familiäre Konflikte und Partnerschaftsprobleme tragen ebenfalls ihren Teil dazu bei. All das sind große Belastungen für unseren Organismus. Und am stärksten betrifft es das Immunsystem: Unsere Körperabwehr muss diesen beständigen Angriffen trotzen und Gegenkräfte bereitstellen. Irgendwann erweist sich das alles als zu viel, und das Abwehrsystem ist diesen andauernden Attacken nicht mehr gewachsen. In der Folge zeigen sich die typischen Symptome einer Immunstörung. Bei einer solchen Abwehrschwäche treten gehäuft Infekte wie eine Erkältung, Bronchitis, Mandel- oder Mittelohrentzündung auf. Die Entzündungen dauern oft ausgesprochen lange an, heilen nicht richtig aus und kehren häufig wieder.

Symptome

- ✔ Erkältung, grippale Infekte
- ✔ Herpes-Infektionen, Pfeiffer-Drüsenfieber
- ✔ Entzündungen (Ohren, Nebenhöhlen, Harnwege, Bronchien etc.)
- ✔ Müdigkeit, Abgeschlagenheit
- ✔ Fieber
- ✔ Gliederschmerzen

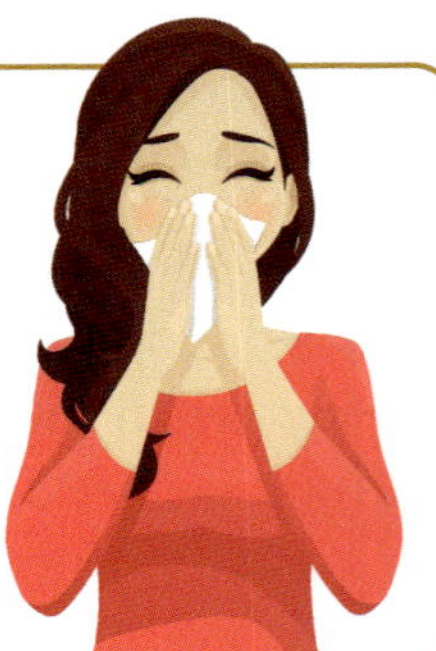

Gelegentliche grippale Infekte sind ganz normal. Vor allem in den Wintermonaten stecken sich viele Menschen mit Schnupfenviren an und sind von Erkältungen betroffen, die im Normalfall jedoch nach etwa sieben bis zehn Tagen wieder abklingen. Treten aber Infektionskrankheiten wie Bronchitis, Nasennebenhöhlen-, Mittelohr- oder Harnwegsentzündungen wiederholt auf oder nehmen an Schwere zu, sollten Sie bei Ihrem Hausarzt und gegebenenfalls bei einem Immunologen abklären lassen, ob Ihr Abwehrsystem geschwächt ist und gezielte immuntherapeutische Maßnahmen durchführen lassen. Im Rahmen der immunologischen Untersuchung kann man aus einer Blutprobe unter anderem die genaue Verteilung und die Menge der einzelnen Immunzellen sowie die Immunglobuline bestimmen.

Allergien und Lebensmittelunverträglichkeiten

Allergien werden mit Recht als Volkskrankheit bezeichnet. Wissenschaftler schätzen, dass in Deutschland etwa 20 Millionen Menschen von Allergien betroffen sind – Tendenz stark steigend. Die Ursachen sind vielfältig. Mit Sicherheit spielen Umweltfaktoren eine große Rolle. Schadstoffe in Luft, Wasser, Boden und nicht zuletzt in unserer Nahrung irritieren das Immunsystem, reizen die Haut, Schleimhäute und Atemwege und bereiten so Allergien den Weg. Genetische Allergiefaktoren werden vererbt. Aber auch seelische Faktoren scheinen auf allergische Prozesse Einfluss zu nehmen und diese häufig zu verstärken. So beobachten Allergologen immer wieder, dass allergische Reaktionen bei ihren Patienten an Heftigkeit zunehmen, wenn diese besonderen psychischen Belastungen ausgesetzt sind – ihr Vagotonus also unterdrückt ist und der Sympathikus die Oberhand im täglichen Leben gewonnen hat.

Unter einer Allergie versteht man eine Überempfindlichkeit des Körpers auf bestimmte Stoffe, sogenannte Allergene. Das können die verschiedensten Substanzen sein – Gräser- und Blütenpollen, Hausstaubmilben, Schimmelpilze, Medikamente, Nahrungsbestandteile, Tierhaare und vieles mehr. In der Erkennung und Abwehr dieser »Fremdstoffe« schießt das Immunsystem über das Ziel hinaus, und es kommt zu den typischen allergischen Reaktionen. Wenn der Organismus einmal auf ein Al-

Symptome

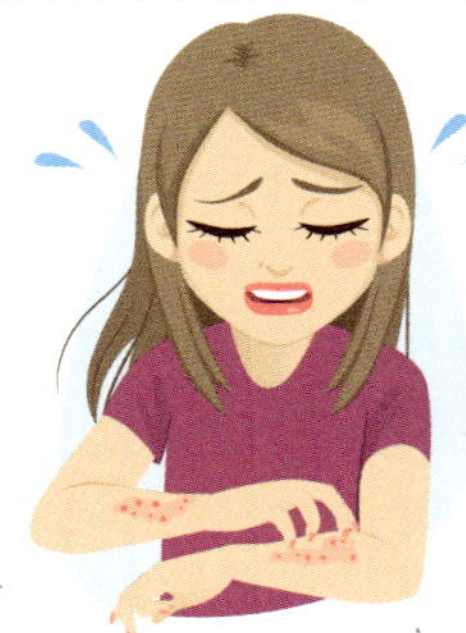

- Fließschnupfen, verstopfte Nase, Niesreiz
- brennende, tränende, geschwollene Augen
- Reizhusten
- Atembeschwerden, Asthma bronchiale
- juckende, gerötete Haut, Hautausschläge mit Quaddeln
- unspezifische Symptome wie Müdigkeit, Kopfschmerzen, allgemeines Unwohlsein, Erschöpfung
- Verdauungsstörungen, Blähungen, Durchfall (bei Nahrungsmittelallergien)

lergen »aufmerksam« geworden ist, reagiert er bei jedem weiteren Kontakt mit zunehmenden Krankheitserscheinungen. Dabei spielt es keine Rolle, in welcher Menge der allergieauslösende Stoff vorhanden ist, es genügen schon Spuren, um Fließschnupfen, tränende Augen, Hautausschläge, Husten oder gar einen Asthmaanfall zu verursachen.

Ob die allergische Reaktion auf bestimmte Organe begrenzt ist oder den ganzen Organismus in Mitleidenschaft zieht, hängt von der Art des Allergens und seiner Eintrittspforte in den Körper ab. So kommt es gehäuft zu allergischen Erkrankungen der Atemwege, wenn Allergene wie Pollen oder Pilze eingeatmet werden und in Bronchialsystem und Lunge gelangen. Haut und Schleimhaut reagieren oft bei einer Kontaktallergie, etwa bei einer Überempfindlichkeit gegen Nickel oder Textilfarbstoffe. Und Nahrungsmittelallergien und Nahrungsmittelunverträglichkeiten, zum Beispiel gegen Kuhmilcheiweiß, Weizen, Soja etc., schlagen sich bevorzugt im Magen-Darm-Trakt nieder und führen zu Symptomen wie Durchfall, Blähungen, Müdigkeit oder Erbrechen. In der Folge kann es durch die Dauerreizung im Darm zu einer Irritation des Darmmikrobioms kommen, was häufig wiederum eine erhöhte Durchlässigkeit der Darmschleimhaut mit sich bringt (s. ab Seite 24 im Abschnitt »Verdauungsprobleme«). Dann schließt sich ein Teufelskreis, der nur sehr mühevoll wieder durchbrochen werden kann. Entscheidend ist hier, dass das vegetative Gleichgewicht und damit die Selbstregulations- und Selbstheilungskräfte des Körpers wiederhergestellt werden können.

Die Neigung zu Allergien wird vererbt. So gibt oft schon die Familiengeschichte wichtige Hinweise, die auf eine Allergie schließen lassen. Neben einer körperlichen

Untersuchung mit besonderem Augenmerk auf die Atemwege führt der Arzt dann einen Allergietest durch. Das ist zum Beispiel der sogenannte »Pricktest«, bei dem Allergene mit einer feinen Nadel in die oberste Hautschicht eingebracht werden. Wenn sich nach einiger Zeit an einer der betreffenden Stellen eine Quaddel oder ein Bläschen bildet, liegt der Verdacht nahe, dass eine Allergie gegen den dort eingeritzten Stoff besteht. Sucht der Arzt nach einer Nahrungsmittelallergie oder einer Nahrungsmittelunverträglichkeit, kann er im Blut die Konzentration von Antikörpern gegen Nahrungsmittel messen. Er klärt dabei, ob eine sogenannte Sensibilisierung gegen bestimmte Nahrungsmittel vorliegt.

Manchmal hilft auch ein Diätplan. Dabei wird eine verdächtigte Substanz zunächst eine Zeit lang vom Speiseplan gestrichen und dann wieder in kleinen Mengen verabreicht. Kommt es dann zu allergischen Symptomen, ist man dem Auslöser möglicherweise auf die Spur gekommen.

Gewichtszunahme und Übergewicht

Übergewicht bis hin zu schwerer Adipositas sind im wahrsten Sinne gewichtige Gesundheitsthemen der heutigen Zeit mit alarmierenden Zahlen: »So dick war Deutschland noch nie« betitelt eine Presseinformation der Deutschen Gesellschaft für Ernährung (DGE) vom 1. Februar 2017 die Ergebnisse des 13. DGE-Ernährungs-

Symptome

- ✔ Übergewicht gemäß Body-Mass-Index
- ✔ Gewichtszunahme trotz gleichbleibender Ernährungsgewohnheiten
- ✔ Gewichtszunahme trotz Ernährungsumstellung und Diät
- ✔ Bewegungseinschränkungen
- ✔ Kurzatmigkeit bei Bewegung
- ✔ Gelenkprobleme
- ✔ Rückenprobleme
- ✔ erhöhtes Risiko für Bluthochdruck und Diabetes mellitus

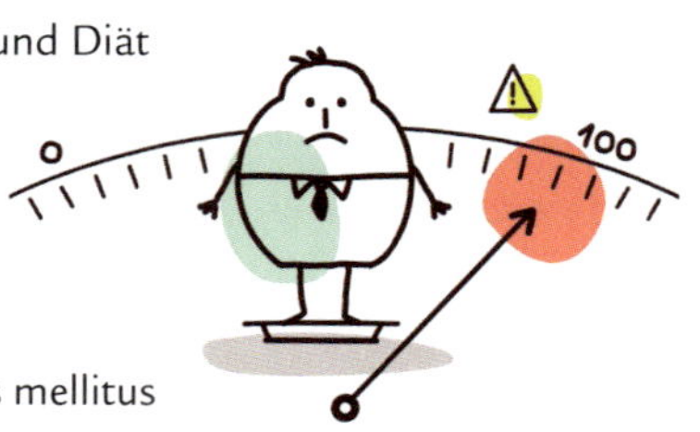

berichts zur Übergewichtsentwicklung.[1] Die Zahl der Übergewichtigen nimmt in Deutschland weiterhin zu. 59 Prozent der Männer und 37 Prozent der Frauen sind übergewichtig. In der Altersklasse der Berufstätigen ist das Dicksein heutzutage so weitverbreitet, dass es keine Ausnahme mehr darstellt, sondern der Normalzustand ist. »Männer sind besonders häufig zu dick: Am Ende ihres Berufslebens sind 74,2 Prozent übergewichtig. Bei den Frauen im gleichen Alter sind es 56,3 Prozent.«

Stress als Auslöser von Gewichtszunahme

Wie hängen Übergewicht und ein unterdrückter Vagusnerv zusammen? Die Wurzel des Übels findet sich – neben einer ungesunden Ernährungsweise und Bewegungsmangel – im Darm. Wie Sie wissen, sind die Verdauungsfunktionen in besonderem Maße von einem gut funktionierenden Parasympathikus und damit maßgeblich vom Vagusnerv abhängig. Dass die Pfunde, die nach und nach den Körper in Form von Speckpolstern zunächst aus der Form und später auch aus der Puste bringen, durch Dysfunktionen im Verdauungssystem hervorgerufen werden können, zeigen viele wissenschaftliche Untersuchungen.

Vor allem Stressfaktoren spielen hier wie so oft eine entscheidende Rolle. Stress, sowohl körperlicher als auch seelischer Natur, verschiebt das Gleichgewicht im vegetativen Nervensystem, verringert den Vagotonus und sorgt dafür, dass die Nahrung im Darm nicht mehr so gut verdaut werden kann. Dadurch verbleibt die Nahrung zu lange unverdaut im Darminneren und wird auch nur langsamer weitertransportiert, da ja die Peristaltik, also die Beweglichkeit des Darms, ebenfalls vom Vagusnerv abhängig ist.

Unverdaute Nahrungsbestandteile, die zu lange im Darm verbleiben, führen längerfristig zu einer Verschiebung des Darmmikrobioms – etwa zugunsten bestimmter Fäulnisbakterien, die nun an Zahl zunehmen und andere, gute und nützliche Bakterien verdrängen. Wie geradezu essenziell ein gesundes Darmmikrobiom für das körperliche und seelisch-geistige Wohlergehen ist, haben Sie auf den vorangegangenen Seiten bereits erfahren.

1 *https://www.dge.de/presse/pm/so-dick-war-deutschland-noch-nie/.*

Schmerzzustände

Mehr als 11 Millionen Patienten in Deutschland sind chronisch schmerzkrank; viele leiden erheblich und nehmen täglich Medikamente ein, die wiederum die Nerven und Organe belasten.

Im Unterschied zum akuten Schmerz, der dem Gehirn eine körperliche Störung signalisiert, hat sich der chronische Schmerz von dieser ursprünglichen Schutzfunktion abgekoppelt und existiert unabhängig davon.

Dass chronische Schmerzen oft psychosomatisch bedingt und beispielsweise als körperlicher Ausdruck einer Depression zu verstehen sind, gilt als erwiesen. Umgekehrt führen chronische Leiden wie Rheuma oder Migräne zumeist auch zu seelischen Beeinträchtigungen. Am häufigsten manifestieren sich chronische Schmerzen im Kopfbereich, an der Nackenmuskulatur, am Schultergürtel, an der Lendenwirbelsäule und an den Gelenken.

Anhaltende Schmerzzustände sollten möglichst frühzeitig von einem Schmerzspezialisten abgeklärt werden. Das ist wichtig, um zum einen die Ursache zu finden (zum Beispiel eine Autoimmunerkrankung) und zum anderen durch eine gezielte Schmerztherapie zu verhindern, dass sich im Gehirn ein »Schmerzgedächtnis« entwickelt.

Zur Fahndung nach den Ursachen von Schmerzsyndromen dienen neben einer körperlichen Untersuchung vor allem Labormessungen sowie bildgebende Verfahren wie etwa Ultraschalluntersuchung oder Magnetresonanztomografie. Auch ein psychologisches/psychotherapeutisches Gespräch ist ein wichtiger Bestandteil, um die Ursachen einer Schmerzerkrankung zu erkennen und die seelische Befindlichkeit des Betroffenen zu erfassen.

Symptome

- ✔ stechende, ziehende, dumpfe oder wellenartige Beschwerden, oft ausstrahlend
- ✔ häufig betroffen: Kopf, Nackenmuskulatur, Rücken, Gelenke
- ✔ Migräne

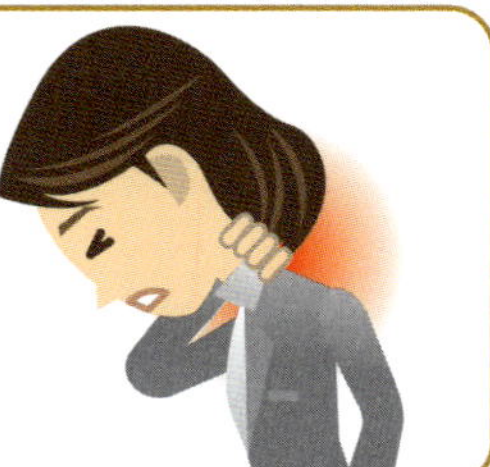

Schlafstörungen

Jeder vierte Deutsche schläft schlecht oder hat Probleme mit dem Ein- oder Durchschlafen. Schlafstörungen haben verschiedenste Ursachen. Meistens liegen Ein- und Durchschlafstörungen seelische Probleme zugrunde: Stress, Sorgen, Überlastung, Kummer, depressive Verstimmungen und Aufregung. Aber auch der Konsum von zu viel Kaffee oder Alkohol sowie körperliche Krankheiten wie Asthma bronchiale, Bluthochdruck, Schilddrüsenfunktionsstörungen oder Herzbeschwerden können den Schlaf beeinträchtigen.

Auch eine unausgewogene Ernährung schlägt sich nicht selten in einem gestörten Nachtschlaf nieder. So beeinträchtigen Mangelzustände an Mineralstoffen, Spurenelementen und Vitaminen (vor allem den »Nervenvitaminen« aus der B-Gruppe) nachweislich den Schlaf. Manchmal ist das sogenannte Restless-Legs-Syndrom, das Syndrom der ruhelosen Beine, die Ursache. Auch die Schlafapnoe, bei der kurzzeitige nächtliche Atemstillstände auftreten, kann eine Ursache sein.

Eine wesentliche Rolle spielt bei Patienten mit Schlafstörungen ein gestörter zirkadianer Rhythmus, der wiederum eng an die Ausgewogenheit im vegetativen Nervensystem gekoppelt ist. Über den zirkadianen Rhythmus werden Sie in den nächsten Kapiteln noch viel erfahren.

Vorübergehende Schlafprobleme kommen bei fast jedem einmal vor, zum Beispiel aufgrund von erhöhtem Stress im Job, durch die Kinder oder die Familie. Zumeist ist das nicht besorgniserregend und verliert sich von selbst, wenn wieder mehr Zeit zum Entspannen da ist, etwa am Wochenende oder im Urlaub. Zum gesundheitlichen Problem werden Schlafstörungen allerdings, wenn sie über viele Wochen an-

Symptome

- ✔ langes Wachliegen (Einschlafstörung)
- ✔ Aufwachen mitten in der Nacht (Durchschlafstörung)
- ✔ als Folge: Tagesmüdigkeit, Zerschlagenheit, Unausgeglichenheit, Konzentrationsstörungen, Nervosität, Frieren, verminderte Leistungs- und Reaktionsfähigkeit

halten und das Allgemeinbefinden am Tag stark beeinträchtigen. In diesem Fall sollten Sie nicht zögern, sich in die Hände von Fachleuten zu begeben, um der Ursache auf den Grund zu gehen. Ein Beschwerdebild wie die Schlafapnoe lässt sich in einem Schlaflabor nachweisen, organische Gründe sollten medizinisch abgeklärt werden. Bei seelischen Problemen und Konflikten innerhalb des Umfelds kann eine Psychotherapie oder ein professionelles Coaching helfen.

Nervosität, Unruhe

Hauptauslöser für Nervosität und beständige innere Unruhe sind Reizüberflutung sowie körperliche oder seelische Überlastung, beispielsweise durch Probleme im Job, finanzielle Sorgen, Konflikte in der Partnerschaft oder Familie. Auch ein schlecht strukturierter Alltag sowie eine unausgeglichene Lebensweise können zu nervösen Beschwerden führen. Die Betroffenen wirken auf ihr Umfeld oft hektisch, fahrig und leicht reizbar. Typisch ist auch, dass sie ihre innere Unruhe auf andere übertragen und es auf diese Weise zu erheblichen Spannungen im zwischenmenschlichen Beziehungsgefüge kommen kann. Es versteht sich von selbst, dass ein Ungleichgewicht im vegetativen Nervensystem und ein geschwächter Ruhenerv maßgeblich an der Alltagsunruhe und der gesteigerten Nervosität beteiligt sind.

Sind Sie vielleicht betroffen? Haben Sie Probleme, Ihren Alltag zu strukturieren und Ihren Aufgaben gerecht zu werden? Verlieren Sie allzu oft die Übersicht und verzetteln Sie sich häufig? Fehlen Ihnen Phasen der Entspannung und Ruhe? Stellen Sie sich diese Fragen ehrlich und bitten Sie auch Menschen aus Ihrem Umfeld, Ihnen eine Einschätzung Ihrer Außenwirkung zu geben. Wenn die nervöse Anspannung

Symptome

- ✔ Abgeschlagenheit, Vitalitätsmangel, Libidoverlust
- ✔ Lustlosigkeit, Konzentrationsprobleme
- ✔ geistige Abwesenheit, depressive Verstimmungen
- ✔ Leistungsabfall
- ✔ häufig Schmerzen, zum Beispiel im Rücken

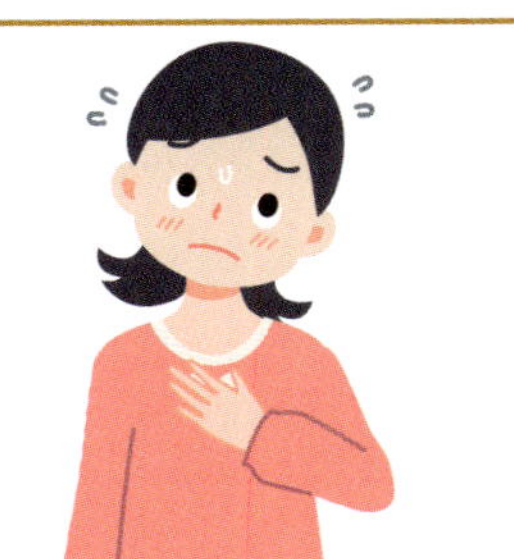

über Wochen anhält und mit Symptomen wie Schlafstörungen, Ohrgeräuschen – in der Fachsprache Tinnitus genannt – oder Herzbeschwerden einhergeht, sollten Sie Ihren Arzt und gegebenenfalls einen Psychologen konsultieren.

Müdigkeit, Antriebslosigkeit

Antriebslosigkeit und Müdigkeit sind meist Folgen von lang anhaltender körperlicher und seelischer Be- und Überlastung sowie ausgeprägtem (Dis-)Stress. Typischerweise können die Betroffenen ihrer Arbeit nicht mehr mit der nötigen Energie nachgehen, nichts macht ihnen mehr richtig Spaß, sogar in der Freizeit wirken sie oft lust- und teilnahmslos. Dies überträgt sich auch auf das Beziehungsleben, es kommt zu Spannungen und Konflikten, die Sexualität bleibt auf der Strecke. Wenn dieser Zustand weiter fortschreitet und sich weitere körperliche Symptome dazugesellen, kann es zum Burnout-Syndrom kommen, dem Gefühl des Ausgebranntseins (s. ab Seite 45).

Wenn Sie merken, dass Sie sich in einem Leistungstief befinden und Ihnen Vitalität und Lebensfreude zunehmend verloren gehen, sollten Sie aufmerksam sein und Ihre Lebenssituation unter die Lupe nehmen: Fühlen Sie sich oft überfordert? Leiden Sie unter verstärkten körperlichen und psychischen Beschwerden? Kommen Sie morgens nur schwer aus dem Bett und empfinden Sie alles als eine Last? Wenn ja, dann sollten Sie diese Symptome als Vorboten eines Erschöpfungssyndroms werten und sich bald um therapeutische Hilfe bemühen, um Ihre seelische Balance wiederherzustellen. Der Stärkung Ihres Ruhenervs wird dabei eine Schlüsselrolle zukommen.

Symptome

- Abgeschlagenheit, Lustlosigkeit, Vitalitätsmangel
- Konzentrationsprobleme, geistige Abwesenheit
- depressive Verstimmungen
- Libidoverlust
- Leistungsabfall
- häufig Schmerzen, zum Beispiel im Rücken

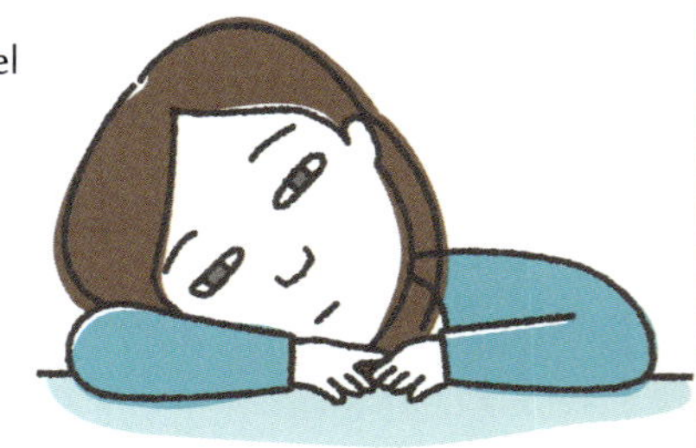

Ärger, Gereiztheit

Konflikte mit den Mitmenschen, Misserfolge sowie andere unangenehme Ereignisse führen unweigerlich zu Frustration und können zu Ärger, Zorn oder gar blinder Wut führen. Da reicht manchmal der kleinste Anlass. Denn die eigentliche Ursache von Ärger und Wut ist Angst, zum Beispiel vor dem Verlust von Ansehen. Diese meist unbewussten Ängste stellen sich ein, wenn etwa große Enttäuschungen oder Niederlagen das Selbstwertgefühl angreifen. Ab wann sich Enttäuschungen jedoch in Aggressionen wie Zornesausbrüchen entladen, ist von Mensch zu Mensch verschieden und hängt von der individuellen Persönlichkeit ab.

Auch die Art, wie Ärger, Gereiztheit und Zorn sich äußerlich zeigen, ist unterschiedlich. Der »Rotwütige« wählt den Angriff, indem er beispielsweise laut brüllt oder mit der Faust auf den Tisch schlägt. Der »Weißwütige« wählt die Flucht, frisst seinen Unmut in sich hinein und versetzt seinen Organismus damit in höchste Anspannung. Durch die hohe Gereiztheit und Erregung werden nämlich Stresshormone ausgeschüttet, die Muskeln angespannt und der Blutdruck in die Höhe getrieben. Längerfristig ist das ein Risikofaktor für Herz-Kreislauf-Krankheiten, Kopf- und Rückenschmerzen sowie Magen-Darm-Probleme.

Was Ihnen zur Selbsterkenntnis hilft: Überprüfen Sie ehrlich Ihr Konfliktverhalten. Achten Sie darauf, ob Sie anderen gegenüber sehr aufbrausend sind und ob in der letzten Zeit gehäuft Situationen auftreten, die Ihren Unmut hervorrufen. Wenn Ärger, Gereiztheit und Aggressivität über längere Zeit anhalten und das eigene Wohlbefinden sowie das Beziehungsleben im Job, in der Partnerschaft und in der Familie

Symptome

- ✔ Erregtheit
- ✔ Aufbrausen
- ✔ Schreien
- ✔ wütendes Gestikulieren
- ✔ bleiches oder rotes Gesicht
- ✔ zornige Mimik
- ✔ erhöhter Puls
- ✔ Groll
- ✔ Ablehnung
- ✔ Rückzug

nachhaltig beeinträchtigen, sollten Sie sich fragen, was die Ursache Ihres verminderten Selbstwertgefühls und Ihrer Angst ist. Schalten Sie dazu gegebenenfalls einen Psychotherapeuten oder Coach ein. Auch die Übungen zur Stärkung Ihres Ruhenervs werden bestimmt gute Dienste leisten.

Depressive Verstimmung

Depressive Verstimmungen haben viele verschiedene Ursachen. Zum einen ist die Neigung zu Depressionen erblich bedingt, zum anderen können zahlreiche seelische und auch körperliche Probleme Depressionen auslösen, wie zum Beispiel Überarbeitung, Stress, Konflikte in der Familie, Trennung, Scheidung, berufliche Sorgen, chronische Krankheiten oder chronische Schmerzen wie Migräne oder Rückenleiden.

Charakteristisch für eine depressive Verstimmung ist ein Gefühl von Kraftlosigkeit, Schwermut, Traurigkeit, fehlendem Antrieb, Mutlosigkeit, mangelndem Selbstvertrauen und manchmal auch starker Gereiztheit und Übererregtheit. Es kommt in einigen Fällen zur sogenannten Hyperaktivität (übersteigerte Aktivität). Die seelische Verfassung schlägt aber bald darauf zum anderen Pol hin um. Deshalb wird die Depression oft als bipolare (zweipolige) Krankheit bezeichnet. Außerdem können körperliche Probleme wie Verdauungsstörungen, Kopfweh und Rückenschmerzen hinzukommen.

Immer mal wieder auftretende Stimmungsschwankungen zwischen fröhlicher Unbeschwertheit und Traurigkeit sind völlig normal und kein Grund zur Sorge. Auch eine etwas längere Periode einer gewissen Bedrückung und Niedergeschlagen-

Symptome

- Schwermut
- Hoffnungslosigkeit
- Interesse- und Freudlosigkeit
- Müdigkeit
- Appetitlosigkeit
- Libidoverlust
- Entscheidungsschwäche
- Schlafstörungen
- Antriebslosigkeit
- Ängste
- Erregungszustände
- Gereiztheit

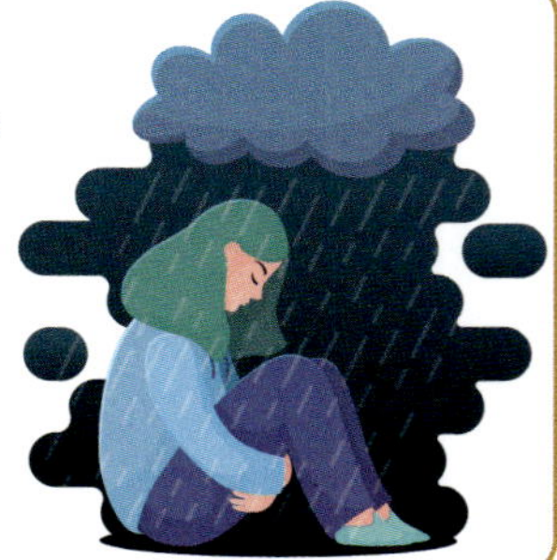

heit, die zum Beispiel nach einer großen Belastung wie einer Trennung auftritt, hat noch keinen Krankheitswert, sondern gehört zur Verarbeitung des Erlebten und zur Trauerarbeit dazu. Hält die depressive Verstimmung jedoch über viele Wochen an, nimmt sie an Schwere zu und geht mit zunehmender körperlicher und seelischer Beeinträchtigung einher, sollten Sie einen psychotherapeutischen Arzt oder Psychologen konsultieren.

Ängste

Angst ist eigentlich eine natürliche Reaktion. Sie warnt uns nämlich vor Gefahren und hilft uns, besonders aufmerksam und umsichtig zu sein. Im evolutionären Sinne ist Angst also ein wichtiges Überlebensprinzip, ohne das wir permanent unübersehbare Risiken eingehen und uns unnötig in Gefahr bringen würden. Allerdings kann Angst auch zu einem Selbstläufer werden, und dann verliert sie ihre natürliche Funktion als Schutzmechanismus. Dieses Phänomen ist dann gegeben, wenn die Angst den Betroffenen so überwältigt, dass er nicht mehr planvoll seinen Alltag gestalten kann, in seiner Leistungsfähigkeit beeinträchtigt ist und quasi in einer Art Ausnahmezustand lebt. Angst wird so zu einem krankhaften Zustand, denn diese Empfindung entsteht in Situationen, die eigentlich als angstfrei erlebt werden müssten. In diesem Fall sprechen Fachleute von einer Angststörung oder bei besonderer Ausprägung sogar von einer Angstneurose.

Die Ursachen für eine Angststörung sind ausgesprochen facettenreich. So kennen viele Menschen Phobien gegenüber Tieren, zum Beispiel Mäusen, Spinnen oder Schlangen, oder sind oft selbst davon betroffen. Auch als schwierig erachtete Situationen wie zum Beispiel Prüfungen oder Langstreckenflüge können mit Angst besetzt sein. Allerdings stellen diese Ängste im Alltag eher die Ausnahme dar und spielen als Auslöser gravierender seelischer Probleme eine untergeordnete Rolle.

Was jedoch immer mehr Menschen zu schaffen macht, sind chronische, generalisierte Angststörungen. Laut Statistiken ist jeder Zehnte davon betroffen – Tendenz steigend. Hier bestehen unkontrollierbare Sorgen und Befürchtungen in Bezug auf alltägliche Ereignisse und Probleme. So leiden viele Menschen unter Existenzängsten, sie haben Sorge, ihren Arbeitsplatz zu verlieren, in Armut zu verfallen, krank zu

Symptome

- ✔ Unruhe
- ✔ Unsicherheit
- ✔ Gefühl von Ausgeliefertsein
- ✔ Denkblockaden
- ✔ Konzentrationsstörungen
- ✔ Beklemmungs-/Erregungszustände
- ✔ Schweißausbrüche
- ✔ Zittern
- ✔ Übelkeit
- ✔ Herzrasen
- ✔ Muskelverspannungen

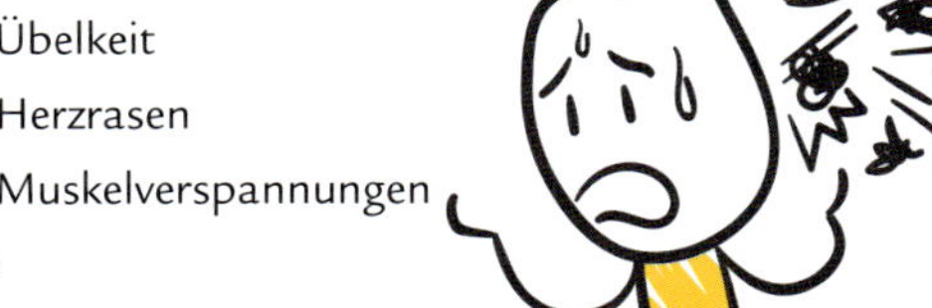

werden und für ihre Familie nicht mehr da sein zu können. Den meisten Betroffenen ist vollkommen klar, dass ihre Sorgen keine reale Grundlage haben – insbesondere wenn sie in die Zukunft gerichtet sind. Dennoch können sie sich dieses bedrückenden Gefühls nicht erwehren und werden ständig davon in Beschlag genommen, was sich in vielen vegetativen Symptomen und einer ständigen Anspannung äußert.

Die Angst vor der Angst

Ebenfalls nicht selten sind Panikattacken nach einer länger dauernden psychosozialen Belastungssituation wie Tod, Trennung, Scheidung, Arbeitsplatzverlust, Schulden. Typisch für diese Form der Angststörung ist, dass sie oft erst in einer späteren Phase auftritt und deshalb von den Betroffenen gar nicht in Zusammenhang mit dem belastenden Ereignis gebracht wird. Eine Panikattacke ist mit hohem (Dis-)Stress verbunden. Sie dauert zwischen 5 und 30 Minuten und wird von den Patienten als ungeheuer bedrohlicher Gefühlszustand beschrieben. Die Panik kann sich so verselbstständigen, dass eine »Angst vor der Angst« entsteht.

Viele Panik-Gepeinigte ziehen sich deshalb zurück und haben Schwierigkeiten, simpelste Tätigkeiten des Alltags zu verrichten. Die Angst vor der Angst kann so weit gehen, dass die Betroffenen sich nicht mehr trauen, aus dem Haus zu gehen und nicht alleine bleiben wollen. Ehemals selbstständige und souveräne Menschen, die ihren Job und ihr Privatleben immer gut gemeistert hatten, werden auf diese Weise von Dritten abhängig wie kleine Kinder. Mitunter flüchten sich manche Betroffene in den Alkohol oder nehmen Tabletten, um den Angstschüben zumindest teilweise zu entkommen.

Ängste, die nur sporadisch auftreten und nach kurzer Zeit wieder vergehen, stellen kein ernsthaftes Problem dar. Wenn sie jedoch sehr ausgeprägt sind und über mehrere Wochen hinweg immer wieder in Erscheinung treten, sollten Sie dies als ein Alarmsignal werten.

Versuchen Sie, die Ursache aufzuspüren: Gab es belastende Situationen, die damit in Zusammenhang stehen könnten? Hat sich in Ihrem Lebensumfeld Gravierendes verändert? Wenn Sie das Gefühl haben, Ihrer Ängste alleine nicht Herr zu werden, sollten Sie nicht zögern, professionelle Hilfe in Anspruch zu nehmen. Entspannungsübungen und ein konsequentes Training Ihres Ruhenervs können Sie wirkungsvoll auf diesem Weg begleiten.

Burnout-Syndrom

Der Begriff *burnout* stammt aus dem Englischen und bedeutet so viel wie »ausgebrannt sein«. In der Tat ist das Burnout-Syndrom das Endresultat von lang anhaltendem Stress und extremer körperlicher oder seelischer Überlastung mit vielfältigen Beschwerden und Befindlichkeitsstörungen. Menschen mit hohem Leistungsanspruch und großem Idealismus sind besonders gefährdet, am Burnout-Syndrom zu erkranken. Außerdem haben Stressforscher herausgefunden, dass mangelnde Selbst-

Die Charakteristika des Burnout-Syndroms

- ✔ Das Burnout-Syndrom ist die Folge lang anhaltender körperlicher und seelischer Überlastung.
- ✔ Patienten mit Burnout-Syndrom sind definitiv krank und benötigen eine konsequente, langfristige medizinische und psychologische Behandlung.
- ✔ Ein Urlaub oder eine anderweitige vorübergehende Auszeit reichen zur Therapie eines Burnout-Syndroms nicht aus.
- ✔ Ein besonders hohes Risiko haben ehrgeizige, idealistische Menschen mit Neigung zum Perfektionismus. Sie bürden sich zu viel auf und kennen ihre Grenzen nicht. Außerdem mangelt es ihnen oft an Stressbewältigungsstrategien.
- ✔ Es besteht das Risiko der »Irreversibilität«, das heißt, in fortgeschrittenem Stadium könnten sich therapeutische Maßnahmen als zunehmend wirkungslos erweisen.

bestimmung, zum Beispiel in der Strukturierung der Aufgaben und Tagesabläufe, sowie mangelnde Anerkennung für die Arbeit das Risiko erhöhen. Patienten, die unter diesem Syndrom leiden, sind permanent abgeschlagen und müde. Sie leiden unter ausgeprägten Schlafstörungen mit folgender Unruhe, Gereiztheit, Konzentrationsmangel, Wahrnehmungsstörungen und Vergesslichkeit.

Typisch sind auch häufige depressive Verstimmungen, Antriebslosigkeit und eine starke Erschöpfung, die sich bis zum totalen Zusammenbruch oder Suizid steigern kann. Darüber hinaus treten vielfältige körperliche Beschwerden wie Kopfweh, Rückenschmerzen oder Verdauungsstörungen auf, oft aber in verstärkter Form. Wenn das Syndrom nicht behandelt wird, drohen Risikoerkrankungen wie Bluthochdruck, Herzinfarkt oder eine ausgeprägte Immunschwäche mit Neigung zu schweren Infektionskrankheiten oder gar Krebsleiden.

Chronic-Fatigue-Syndrom

Der Begriff stammt aus dem Englischen, wird mit »CFS« abgekürzt und bedeutet übersetzt »chronisches Müdigkeitssyndrom«. Manchmal wird es auch als »CFIDS« = *chronic fatigue immune deficiency syndrome* oder »CES« = Chronisches Erschöpfungssyndrom bezeichnet.

Dieses Syndrom tritt bevorzugt im mittleren Lebensalter zwischen 20 und 50 Jahren auf und ist ebenfalls durch eine fortschreitende Erschöpfung und Abnahme der Leistungsfähigkeit gekennzeichnet, die mehrere Monate oder sogar Jahre andauern können. Im Unterschied zu den anderen hier beschriebenen Syndromen liegt dem CFS jedoch eine schwere Virusinfektion (zum Beispiel das Pfeiffer-Drüsenfieber mit Epstein-Barr-Viren) als Auslöser zugrunde, mit gravierenden immunologischen Folgereaktionen und Krankheitssymptomen.

Wissenschaftliche Untersuchungen haben gezeigt, dass das CFS sehr oft im Anschluss an diese ausgeprägten Infektionskrankheiten auftritt, die das Immunsystem überfordern und langfristig fehlregulieren.

Patienten mit Chronic-Fatigue-Syndrom sind tagsüber müde, abgeschlagen und in ihren Leistungen deutlich reduziert. Auch unter körperlichen Problemen haben die Betroffenen zu leiden. So sind Rücken-, Gelenk- und Muskelschmerzen, Kopf-

Die Charakteristika des Chronic-Fatigue-Syndroms

- ✔ Das Chronic-Fatigue-Syndrom tritt in Zusammenhang mit immunologischen Problemen und besonders gravierenden Verläufen von Virusinfektionen auf.
- ✔ Die Patienten sind vor allem von schwerer Müdigkeit sowie einem chronischen Leistungsverlust betroffen, der Monate bis Jahre anhalten kann. Sie sind manchmal jahrelang arbeitsunfähig bis hin zur vollständigen Berufsunfähigkeit.
- ✔ Typische Symptome sind Muskel- und Gelenkschmerzen, Nervenschmerzen, Halsschmerzen, Lymphknotenschwellungen, Kopfschmerzen, Fieber, Hitzewallungen, Schlafstörungen.
- ✔ Typische Begleiterscheinungen sind außerdem Konzentrationsstörungen, Nervosität, Reizbarkeit, Vergesslichkeit, Schmerzen, Verdauungsstörungen.
- ✔ Eine Untersuchung beim Immunologen hilft, dem CFS auf die Spur zu kommen.
- ✔ Die Therapie ist erst möglich, wenn andere schwere Erkrankungen sicher ausgeschlossen sind. Sie ist schwierig, sehr langwierig, und der Erfolg ist nicht sicher vorhersagbar.
- ✔ Als Therapie eignen sich intensive Maßnahmen zur Immunstärkung, zur endokrinen Hormonregulation sowie eine Regulierung der Lebens- und Ernährungsgewohnheiten – einschließlich einer Harmonisierung des vegetativen Nervensystems und eines Trainings des Nervus vagus.

weh, Halsschmerzen, Lymphknotenschwellungen, subfebrile Temperaturerhöhungen, Verdauungsstörungen und eine erhöhte Infektanfälligkeit typische Begleiterscheinungen des CFS. Dazu gesellen sich zahlreiche seelische Beschwerden, die den anderen Syndromen ähneln, zum Beispiel Konzentrationsschwäche, Antriebsarmut, Gereiztheit, Nervosität, Vergesslichkeit, Schlafstörungen und Verwirrtheit.

Zur genauen differenzialdiagnostischen Abklärung (und Unterscheidung zum Burnout-Syndrom) sollten sich Patienten einer Untersuchung beim Immunologen unterziehen.

Wie die Seele durch die Krankheit spricht

In einer Krankheit verbergen sich verschlüsselte Botschaften, mit denen sich die Seele ausdrücken und von ihren Nöten sprechen möchte, davon sind Psychosomatiker wie beispielsweise Jacques Martel, Autor des Buches *Mein Körperbarometer der Seele*, überzeugt. Wie einige Experten der Körper-Seele-Medizin die psychischen Signale hinter häufigen Beschwerden deuten, erfahren Sie im Folgenden.

Bitte beachten Sie bei diesen Darstellungen jedoch: Es *kann* auf Sie zutreffen, *muss* aber nicht! Jeder Mensch ist individuell und reagiert in dieser Individualität auch ganz unterschiedlich auf seelische und körperliche Herausforderungen sowie auf das psychosoziale Umfeld. Manchmal kann es jedoch hilfreich sein, bestimmte mögliche Zusammenhänge für sich zu entdecken, um sie an der Arbeit an sich selbst zu nutzen und die Selbstheilungskräfte zu stärken.

Reizdarm und Reizmagen: Die körperlichen Symptome – durch Nervosität und Hektik wird die Nahrung nicht richtig verdaut – spiegeln sich auch auf der psychischen Ebene: Menschen mit Reizmagen und -darm können Schwierigkeiten möglicherweise nicht richtig verarbeiten. Sie haben schnell eine unüberlegte Lösung parat, die das Problem jedoch nicht beseitigt, sondern nur verlagert. Oder sie schlucken immer wieder Dinge hinunter, die sie eigentlich »schwer verdaulich« finden. Außerdem neigen sie nicht selten dazu, Probleme auf sich zu beziehen, auch wenn sie gar nichts damit zu tun haben. Sie können nicht gut loslassen und beschäftigen sich zu lange damit.

Chronischer Husten: Unbewältigte Lebensprobleme und ungelöste Aufgaben können wie Blockaden wirken, die eine Genesung verhindern. Irgendetwas reizt mich, ich bin frustriert und zu schwach, um dem Problem »etwas zu husten«. Die Aufforderung der Seele: sich einen Ruck geben und sich von belastenden Situationen befreien – so, wie sich die Atemwege durch den Husten der Krankheitserreger und des Schleimes entledigen.

Chronischer Schnupfen: Bei lang anhaltendem Stockschnupfen signalisiert die Seele buchstäblich: Ich habe die Nase voll! Entzündete Nasennebenhöhlen deuten darauf hin, dass der Betroffene sich zu viel zugemutet hat. Die Psyche versucht sich abzuschotten und sagt: »Lass nichts mehr an dich ran. Zieh dich zurück!«

Wiederkehrende Blasenentzündung: Kummervolle und belastende Ereignisse führen zu einem frustrierten Rückzug. Der Harn kommt nur unter Schmerzen und tröpfchenweise, das Loslassen von »Abfall«, den wir eigentlich ausscheiden müssten, ist erschwert. Die Seele signalisiert: »Lass los, nimm den Druck heraus und akzeptiere die Situation. Lebe in der Gegenwart und sei offen für neue, bessere Erfahrungen.«

Kopfschmerzen/Migräne: Die Betroffenen erleben einen ungeheuren Druck, eine Spannung und Enge; sie sind leistungsorientiert, spüren aber, dass sie die Situation nicht bewältigen können. Fühle ich mich all dem gewachsen oder fühle ich mich unfähig? Die Schmerzen erzwingen einen Rückzug, verschaffen Freiräume, eine Auszeit. Hier ist ein deutliches Zeichen zum Handeln. Der Seelenappell: »Werde dir bewusst, es gibt etwas zu tun. Packe es an, verändere die Situation!«

Nackenverspannungen: Nackenverspannungen drücken Ängste und Unsicherheit aus. Wer Angst hat, zieht sich oft unbewusst zusammen und macht sich klein. Auch große und scheinbar nicht zu bewältigende Aufgaben, die einem »im Nacken sitzen«, sind häufig an der Muskelverspannung schuld. Der Weckruf: »Sei mutig, du hast alles, um die Situation zu bewältigen – mach dich gerade!«

Ischiasbeschwerden: Sich ständig krummmachen zu müssen und viel zu viel aufgeladen zu bekommen, ist die typische Last von Menschen mit Lendenwirbelschmerzen. Die Botschaft der Seele: »Entlaste dich, mute dir nicht zu viel zu.«

Allergien: Allergiker sind meist sehr empfindsame, aber eben oft auch überempfindliche Menschen. In Belastungssituationen reagieren sie häufig übererregt. Außerdem neigen sie dazu, Aggressionen gegen andere zu unterdrücken und sie stattdessen gegen sich selbst zu wenden. Die Allergie ist dann Ausdruck des Widerstands; es ist die versteckte Art, Nein zu sagen.

Ekzeme: Die Haut grenzt das Innere vom Äußeren ab. Wenn die Haut durch Ekzeme gereizt ist, signalisiert dies: Mit der Abgrenzung, aber auch mit dem Kontakt zur Umwelt stimmt etwas nicht. Vielleicht fühle ich mich abgelehnt, nicht wirklich geliebt, nicht positiv »berührt«. Ich habe Angst verlassen zu werden, selbst zu lieben und in innigen Kontakt mit einem anderen Menschen zu gehen. Die Seele sagt: »Lerne dich zu lieben, wie du bist. Lerne, dir selbst zu geben, was du von anderen so gerne bekommen möchtest.«

Schlafprobleme: Schwierigkeiten mit dem Ein- und Durchschlafen machen deutlich, dass der Lebensrhythmus nicht stimmt. Der Alltag ist häufig voller Anspannung, Nervosität und Sorgen. Die Unfähigkeit zu schlafen symbolisiert oft auch eine tiefe Angst, sich fallen zu lassen. Die Seele ruft: »Lerne doch zu vertrauen, dich zu entspannen und die Kontrolle abzugeben!«

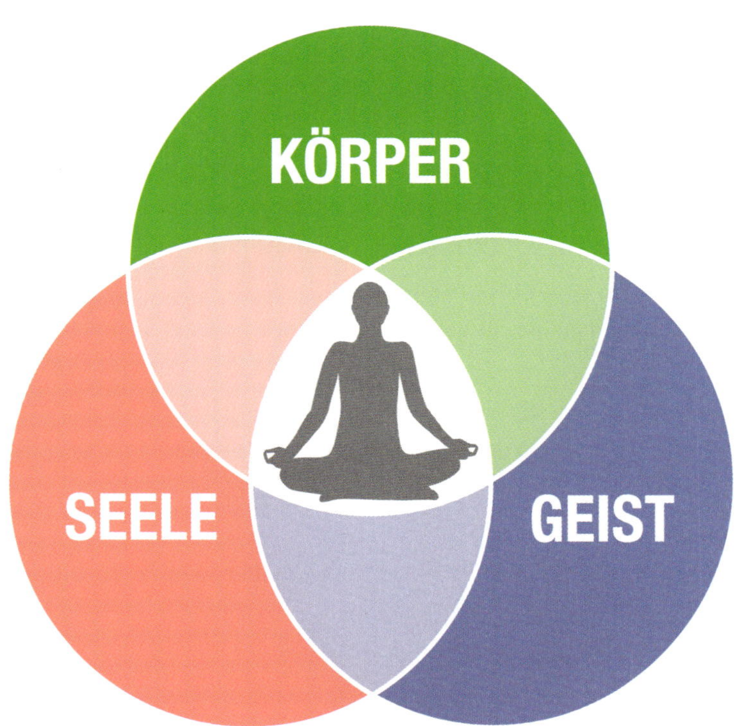

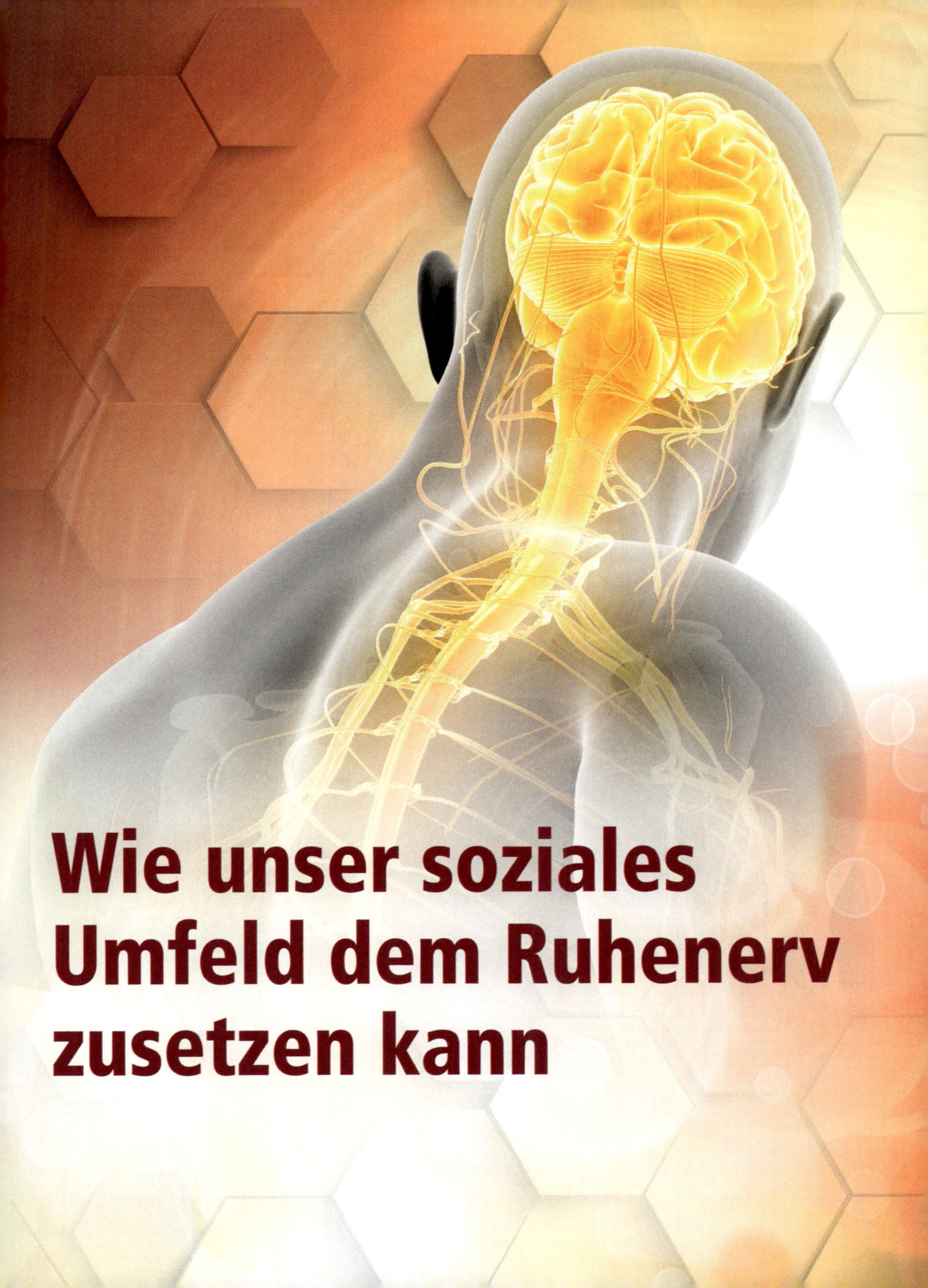

Wie unser soziales Umfeld dem Ruhenerv zusetzen kann

Wir Menschen sind soziale Wesen und als solche unentrinnbar den Einflüssen unseres persönlichen Umfelds und unserer zwischenmenschlichen Beziehungen unterworfen. Diese Beziehungen können Nährboden für Liebe, Harmonie und Ausgeglichenheit sein, allerdings auch für Zwietracht, Feindseligkeit und Aggressivität – mit unmittelbaren Folgen für unser seelisches und körperliches Wohlergehen.

»Die größte Entscheidung deines Lebens liegt darin, dass du dein Leben ändern kannst, indem du deine Geisteshaltung änderst.«

Albert Schweitzer (1875–1965)

Schon am Morgen ist die Stimmung auf dem Nullpunkt. Ihr Partner begegnet Ihnen mürrisch, bringt nicht mal ein »guten Morgen« über die Lippen, wechselt beim Frühstück kaum ein Wort mit Ihnen. Im Büro knallt Ihnen der Chef einen Berg Akten auf den Schreibtisch, die vom Kollegen stammen und »zeitnah bearbeitet werden müssen«. Der Kollege ist nämlich – wie schon so viele Male zuvor – erkrankt und bürdet damit alle Arbeit Ihnen auf. Selbstverständlich ohne sich dafür zu entschuldigen, geschweige denn, sich in irgendeiner Form erkenntlich zu zeigen. Wut steigt in Ihnen hoch, gemischt mit Verzweiflung, Enttäuschung und Angst. Es ist ein Cocktail aus unguten, ausgesprochen frustrierenden Gefühlen, die wie Gift in Ihre Seele sickern, Ihren Körper in Aufruhr versetzen und ihn – wenn Sie sich der toxischen Einflüsse nicht zu erwehren wissen – krank machen.

Warum negative Emotionen zerstörerisch wirken

So wie jedem Plus ein Minus gegenübersteht, so können sich auch Emotionen und Geisteshaltungen nicht nur unter positiven, sondern auch negativen Vorzeichen manifestieren. Oder besser gesagt: Sie manifestieren diese Emotionen und Geisteshaltungen selbst.

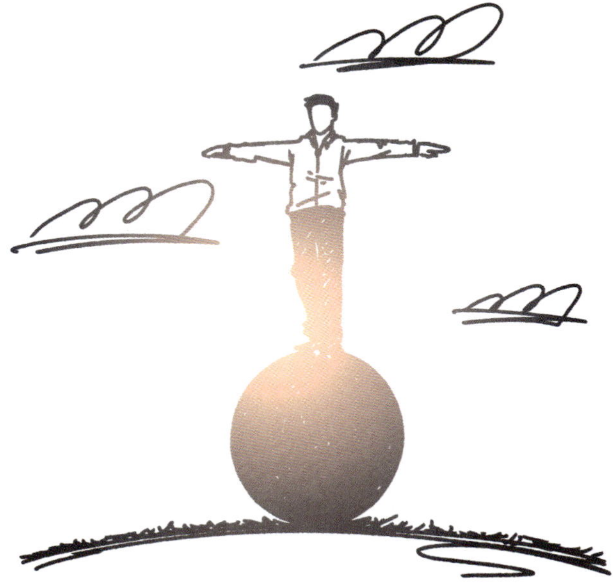

Leider ist es Fakt, dass die negativen Empfindungen umso stärker werden, je mehr Raum Sie ihnen geben. Und dass sie grundsätzlich eine destruktive Wirkung entfalten, in Ihrer Seele, Ihrem Körper und letztlich in Ihrem gesamten Umfeld. Dabei spielt es keine Rolle, ob Sie selbst Verursacher negativer Gefühlswelten sind – beispielsweise indem Sie jemandem eine Schuld nachtragen und nicht verzeihen können (s. Seite 81) – oder ob es Ihnen, wie in der oben beschriebenen Situation, an Schutzmechanismen gegenüber der Ignoranz und dem Despotismus anderer mangelt.

Je nach Temperament fressen die einen ihren Ärger und Frust in sich hinein, die anderen lassen Gefühlen wie Zorn, Wut, Neid, Missgunst oder Selbstmitleid freien Lauf. So oder so kommt aber eine Kettenreaktion in Gang, die Schaden an der eigenen Person anrichtet und sich wie ein Virus auf andere Menschen überträgt. Negative Emotionen sind der Grund für Klatsch, üble Nachrede, Feindseligkeiten und Intrigen. Sie bewirken, dass Menschen sich gegenseitig beleidigen, belügen, betrügen, kränken und missachten, sie lassen Familienbeziehungen, Freundschaften und Partnerschaften zerbrechen, sie lösen eine Unzahl an Erkrankungen und Beschwerden aus.

Halten negative Empfindungen an, können sie zu schweren psychischen Problemen wie Depressionen führen und im schlimmsten Fall sogar Krankheiten wie Krebs auslösen, wie verschiedene Untersuchungen zeigen. So publizierten die beiden Wissenschaftler Ronald Grossarth-Maticek und Hans Jürgen Eysenck im Jahr 2000 – also schon vor 20 Jahren – die Ergebnisse einer Verlaufsbeobachtung an über 8000 Frauen.

Diese Studie zeigte, dass psychosoziale Belastungen und Depressionen einen massiven Einfluss auf das Immunsystem haben und dessen Abwehrfunktionen deutlich schwächen. In der Folge war das Risiko für Brustkrebs bei diesen Frauen bis zu fünffach erhöht, wenn weitere Risikofaktoren wie Rauchen, Übergewicht oder die Einnahme von Hormonpräparaten hinzukamen.

Das Drama der zermürbenden Gedankenspiralen

Wir sind alle keine Übermenschen, und deshalb kann uns niemand verdenken, wenn wir an manchen Tagen mal richtig »schlecht drauf« sind und am liebsten jeden in der Luft zerreißen würden, der uns in dieser Verfassung in die Quere kommt. Schlechte Laune, Gereiztheit und Aggression gehören einfach zum Menschsein, und es wäre reichlich illusorisch zu glauben, wir könnten zu jeder Zeit harmonisch und ausgeglichen sein und nur Sonne in unserem Herzen tragen.

Nein, nach dem Friede-Freude-Eierkuchen-Prinzip funktioniert unser Emotionszentrum im Gehirn – also in der tiefen Schicht des limbischen Systems – sicher nicht, und daher müssen wir Höhen und Tiefen sowohl in unserem eigenen Gefühlsleben als auch dem der anderen einkalkulieren. Das ist auch nicht weiter tragisch, denn wenn die negativen Gefühlsäußerungen in Stärke und Dauer ihres Ausdrucks einigermaßen kontrolliert sind, richten sie keinen größeren Schaden an. Im Gegenteil kann ein handfester Streit, in dem auch mal richtig gebrüllt wird und die Türen knallen, wie ein reinigendes Gewitter wirken, Klarheit schaffen und die Beziehung nach der Versöhnung auf einer neuen Ebene wieder gut funktionieren lassen.

Destruktives Festhalten an alten Kränkungen

Wie reines Gift allerdings wirken negative Gedankenspiralen, die sich endlos fortsetzen und keinerlei Ausweg – keine Lösung, keine Befreiung, keinen Neuanfang – bieten. Das elende Gedankenkarussell entsteht, wenn ein Mensch nicht in der Lage ist, loszulassen und sich von früheren Wunden und Schmerzen zu befreien.

Da gibt es den Ex-Ehemann, dessen Kränkungen und Demütigungen von damals noch immer verletzen wie ein Stachel, der eine Wunde stets neu entzündet. Oder den Geschäftspartner, mit dem man ein Unternehmen hatte aufbauen wollen und der einen auf einem Berg von Schulden sitzen ließ. Oder den Freund, der ohne ersichtlichen Grund den Kontakt abbrach und nichts mehr mit einem zu tun haben wollte.

Oft müssen es auch gar nicht die großen Enttäuschungen sein, die zu den notorisch negativen Gedankenspiralen führen, sondern es reichen manchmal schon Bagatellsituationen: der Nachbar, über dessen Art, den Wagen in der Einfahrt zu parken, man sich jeden Tag aufs Neue aufregt; die Kollegin, die stets ihre Unterlagen im gesamten Büro verteilt und ihre Unordnung auf den Arbeitsbereich der anderen überträgt; der Vorgesetzte, über dessen Lippen dauernd dumme Bemerkungen und Spötteleien kommen.

Auch Ängste, Vorurteile und destruktive Glaubenssätze prägen die Geisteshaltung und lösen toxische Gedankenketten aus. Aus Glaubenssätzen wie »Ich bin sowieso nicht gut genug« oder »Die anderen legen mir doch immer Steine in den Weg« manifestieren sich dann Blockaden sowohl auf der seelischen als auch auf der körperlichen Ebene. Oft werden diese sogenannten *scripts* – der Begriff stammt aus dem Englischen und kann in dem hier dargestellten Kontext als »Lebensdrehbuch« bezeichnet werden – schon in der Kindheit angelegt. Manch achtlose Bemerkung wie »Aus dir wird sowieso nichts« brennt sich fast wie ein Auftrag ins Unterbewusstsein ein und wird dort zu einer sich selbst erfüllenden Prophezeiung. Auch durch negative Erfahrungen, wie zum Beispiel Verlassenwerden oder eine nicht nachvollziehbare Kündigung im Job, können sich solche Glaubenssätze bilden. So inszenieren sich diese Menschen ihr Unglück, indem sie fest auf eine Frequenz eingestellt sind, die fortan nur noch Negatives empfängt – vor allem jedoch, indem sie selbst neutrale oder gar positive Reaktionen aus ihrer Umgebung durchweg negativ interpretieren. Natürlich löst dies bei den anderen wiederum Unverständnis oder Ablehnung aus, sodass sich auf diese Weise die negative Annahme fortlaufend bestätigt. Chronische Beschwerden wie muskuläre Verspannungen, Kopf-, Nacken- und Rückenschmerzen sind häufig auf solche Negativspiralen und nachfolgende Blockaden zurückzuführen.

Nehmen Sie die Dinge nicht so persönlich. Oft wird eine unüberlegte Handlung als persönlicher Angriff gewertet, die Folge sind negative Gedankenspiralen. Aber liegt wirklich eine persönliche Herabsetzung durch den Chef vor, wenn seine E-Mail plötzlich sachlich und ohne Anrede daherkommt? Oder mag es vielleicht damit zusammenhängen, dass er nach 3 Wochen Urlaub seinen ersten Tag im Büro hat und sich die Arbeit auf seinem Schreibtisch türmt? Klären Sie im Gespräch, was los ist, statt gedanklich Achterbahn zu fahren.

Die Sackgasse der notorischen Vorwürfe

Es gibt nicht nur die negativen Gedankenspiralen, sondern auch die negativen Spiralen der Worte – mit den gleichen zersetzenden Folgen für das zwischenmenschliche Beziehungsleben und die eigene Psyche.

Bei den unguten Wortspiralen handelt es sich zumeist um Vorwürfe, die immer und immer wieder gegen einen anderen Menschen gerichtet werden: »Deinetwegen habe ich den Job nicht bekommen.« »Dir musste ich immer den Rücken freihalten.« »Du hast mir diese Probleme eingebrockt.« »Weil du so rücksichtslos warst, bin ich krank geworden.« »Du hast unsere Beziehung kaputtgemacht.«

Möglichkeiten, einem anderen Menschen etwas vorzuhalten, gibt es viele. Das Typische an Vorwürfen ist, dass sie bei demjenigen, der sie erhebt, irgendwann zu einem Automatismus verkommen können. Das heißt, derjenige, dem die Anschuldigungen gelten, muss sich dieselbe »Leier« immer und immer wieder anhören. Diese Art der Dauervorwürfe gegen andere haben zumeist den Hintergrund, dass man die

Verantwortung von sich selbst abwälzen und einem anderen zuweisen will. Alles Schlechte, was im Leben passiert ist, wird beständig einem Dritten in die Schuhe geschoben: Er hat die Misere eingebrockt, er ist für das Unglück verantwortlich. Dass man auch immer selbst einen Anteil an einem Problem, immer auch selbst »Schuld« hat, vermag derjenige, der die Vorwürfe ausspricht, nicht zu erkennen. Wenn dieses Dauerfeuer an Vorhaltungen dann auch noch mit emotionaler Erpressung munitioniert wird, um Ziele durchzusetzen (»Jetzt bekomme ich deinetwegen wieder Herzschmerzen«), kann sich das Ganze zu einem regelrechten Terror für das Umfeld auswachsen.

Emotionale Schwankungen gehören zum Alltag

Negative Empfindungen wie Kummer, Sorgen, Ablehnung, Feindseligkeit und Erniedrigung schwächen unsere Lebensenergie. Sie drücken auf die Stimmung und verursachen schlechte Laune, sie machen uns klein, belasten und ängstigen uns. Aber wir leben nun mal nicht im Paradies, wir können die schönen Gefühle sowie das

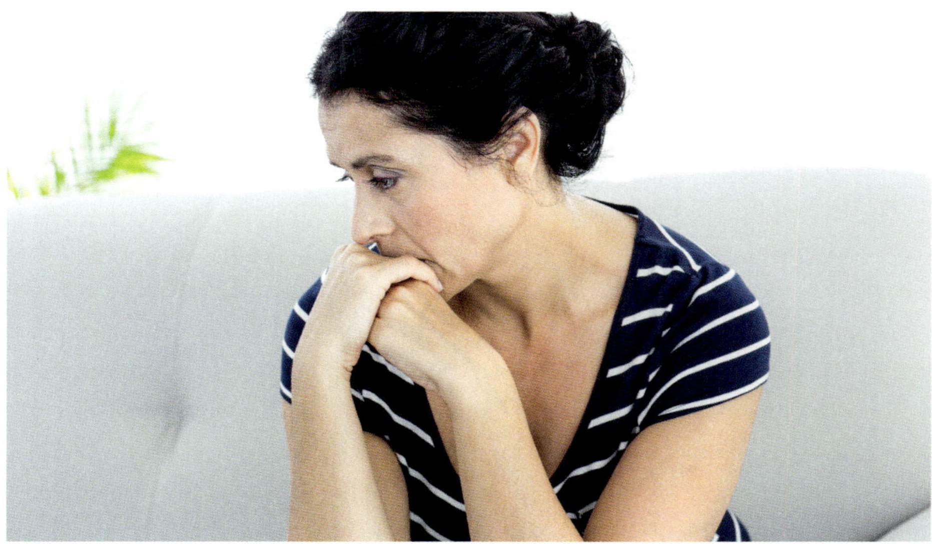

Glück nicht dauerhaft abonnieren. Emotionale Schwankungen gehören einfach zum Leben dazu. Es gibt Phasen der Unbeschwertheit und des Frohsinns, aber auch Krisenzeiten und Momente, in denen wir traurig und niedergeschlagen sind. Manchmal wissen wir noch nicht einmal, warum.

Das Beste, was Sie tun können ist, zu akzeptieren, dass diese Aufs und Abs nun einmal vorkommen. Wichtig ist nur, sich nicht in den Gefühlstälern zu verlieren und die Chancen für Neues zu verspielen, indem Sie sich durch zermürbende Gedankenspiralen blockieren.

Mangelndes Vertrauen in sich und die Welt

Vertrauen in die eigenen Fähigkeiten, in die zwischenmenschlichen Beziehungen und in das Leben an sich, ist für Wohlbefinden und Ausgeglichenheit von größter Bedeutung. Vertrauen ermöglicht, sich in der Welt sicher und geborgen zu fühlen, das eigene Selbst und die Umwelt angstfrei zu erleben, ein positives Ich-Verständnis zu entwickeln sowie tragfähige Beziehungen aufzubauen.

Urvertrauen, ein Begriff aus der Psychoanalyse, ist bereits für das neugeborene Baby eine existenzielle Erfahrung. Es bedeutet, dass ein Kind in den ersten Lebensmonaten und -jahren ein Gefühl dafür entwickelt, welchen Situationen und Menschen es vertrauen kann und welchen nicht. Das Urvertrauen ist für die Ausbildung des individuellen Charakters sowie für die Beziehungsgestaltung absolut prägend.

Leider kommt immer mehr Menschen diese so wichtige Fähigkeit des Vertrauens abhanden, oder sie wandelt sich sogar ins Gegenteil, nämlich in ein beständiges Misstrauen. Vielleicht liegt dies an der zunehmenden Kälte und Härte unserer Ellbogengesellschaft, an dem zu beklagenden Werteverlust – oder auch an beidem. Fest steht, dass Vertrauen – in die Familie, die Partnerschaft, die Aufstiegschancen, in Freundschaften, in den Staat, ja, in die Sinnhaftigkeit des eigenen Lebens – für viele Menschen ein Synonym für einen Mangel geworden ist, an dem sie leiden.

Wer von Misstrauen geplagt ist, steckt voller (Selbst-)Zweifel, fühlt sich unsicher, ungeschützt und oft auch ungeliebt. Das hat Folgen für die Gesundheit: Menschen mit ausgeprägtem Vertrauensmangel sind überdurchschnittlich häufig von Minderwertigkeitskomplexen, Existenzängsten, Depressionen, Suchtkrankheiten sowie Bindungsunfähigkeit geplagt und leiden überdies nicht selten an einem Gefühl der Sinnleere und Hoffnungslosigkeit.

Hass und Rachsucht – die stärksten Beziehungsgifte

Wer die Geschichten der unzähligen Scheidungskriege liest, die in Internetblogs zu finden sind oder auch manchmal spektakulär in den Medien ausgetragen werden, muss sich fassungslos fragen: Wie kann es sein, dass zwei Menschen, die einander einmal in Liebe verbunden waren, ihre gesamte Energie aufbringen, um den anderen zu zerstören? Wie können Männer und Frauen, Väter und Mütter, die von sich behaupten, zivilisierte Mitglieder einer modernen, auf ethischen Grundlagen fußenden Gesellschaft zu sein, so viel Hass und Bösartigkeit entwickeln? Und das quer durch alle Schichten und Berufe. Schmutzige Scheidungsschlachten zeigen wohl am eindrucksvollsten, was Emotionen wie Hass und Rache anrichten können und welches Feld der Verwüstung sie hinterlassen: Schmerzen, Qual, Verzweiflung, Ohnmacht – seelische Wunden, die oft ein Leben lang nicht mehr heilen.

Doch auch in anderen Beziehungsgefügen – am Arbeitsplatz, in Freundschaften, in der Familie – spielen sich unsägliche Dramen ab, fallen Menschen psychischen Terroranschlägen oder Dauerqualen zum Opfer. Die amerikanische Psychologin Harriet Braiker (1948–2004) erklärt im Vorwort zu ihrem Buch *Giftige Beziehungen*, dass es in unserer Gesellschaft ein Übel gibt, das unser Wohlbefinden ebenso stark beeinträchtigen kann wie eine schwere Krankheit: die destruktive Beziehung, die wie Gift auf Geist und Körper wirkt. »Diese Gifte können die Fähigkeit des Körpers angreifen, sich vor Krankheiten zu schützen, und ernsthafte, manchmal sogar tödliche Schäden anrichten«, schreibt die Autorin und schildert anhand mehrerer aufwühlender Fallbeispiele, wie destruktive zwischenmenschliche Kontakte zu Migräne, Magengeschwüren, Herzinfarkt oder Krebs führen können – und manchmal sogar zum Verlust des Lebens.

Toxische Beziehungen

Der eine lässt sich von seinem Chef so tyrannisieren, dass er massive Rückenschmerzen und einen Bandscheibenvorfall bekommt, der andere wird in seiner Partnerschaft schwer depressiv, wieder ein anderer reagiert auf Auseinandersetzungen in der Familie mit heftigen Migräneattacken. Menschen können unter den Beziehungen zu ihren Mitmenschen derart leiden, dass sie ernsthaft erkranken. Und das Phänomen ist enorm verbreitet. Nach statistischen Erhebungen wird beispielsweise jeder vierte Arbeitnehmer in seinem Leben einmal Opfer einer Mobbingkampagne – mit dramatischen Folgen: Neben den zahlreichen körperlichen Problemen, die das Beziehungsgift langfristig hervorruft, geraten viele Betroffene in schwere seelische Nöte – bis hin zum Selbstmord.

Der pensionierte Diplompsychologe Dr. Josef Schwickerath, ehemaliger Leiter des Europäischen Zentrums für Psychosomatik und Verhaltensmedizin, schreibt im Jahr 2016 in der Fachzeitschrift *Psychotherapie im Dialog* zu den gesundheitlichen Auswirkungen des Mobbings am Arbeitsplatz: »Bei Mobbingopfern sind das Wohlbefinden, die körperliche und die seelische Gesundheit stark beeinträchtigt. Infolge von Mobbing erkrankten 43,9 Prozent der befragten Betroffenen, davon wiederum fast die Hälfte für mehr als 6 Wochen. Die berichteten Beschwerden reichen von Schlafstörungen über Kopfschmerzen bis zu chronisch verlaufenden Erkrankungen wie Depressionen, Magen-Darm-Erkrankungen, Herz-Kreislauf- und Krebserkrankungen. Am häufigsten werden depressive Verstimmungen berichtet. Die ausgeprägten Krankheitsfolgen werden häufig begleitet von Existenzängsten, vor allem finanzieller Art, die die Symptomatik verschärfen.«

Doch was macht Beziehungen so gefährlich, dass sie wie reines Gift wirken?

Der italienische Neurophysiologe Giacomo Rizzolatti machte zusammen mit seiner Arbeitsgruppe im Jahre 1995 eine bahnbrechende Entdeckung. Beim Beobachten von Tieren fand das Team heraus, dass im Gehirn sogenannte Spiegelneurone existieren. Diese Neurone können sich das, was wir bei anderen Menschen beobachten, so einprägen, als würden wir es selbst fühlen. Sie »spiegeln« im wahrsten Sinne des Wortes die Reaktionen anderer und ermöglichen es uns, diese Reaktionen zu imitieren. Mit dieser großartigen Entdeckung geht auch die Erkenntnis einher, dass wir für all unser Erleben und unser Lernen persönliche Beziehungen benötigen – also den direkten Kontakt und »Face-to-Face«-Austausch mit unseren Mitmenschen (*face to face* = von Angesicht zu Angesicht).

Der Freiburger Psychosomatik-Professor Joachim Bauer schreibt dazu in seinem Buch Das *Gedächtnis des Körpers – Wie Beziehungen und Lebensstile unsere Gene steuern:* »Gute zwischenmenschliche Beziehungen werden nicht nur im Gehirn ›abgebildet‹ und ›gespeichert‹, sondern sie stellen die am besten wirksame und völlig nebenwirkungsfreie ›Droge‹ gegen seelischen und körperlichen Stress dar. Zwischenmenschliche Beziehungen sind das Medium, in dem sich nicht nur unser seelisches Erleben bewegt, sondern in dem sich auch unsere körperliche Gesundheit bewahren lässt. Überall da, wo sich Quantität und Qualität zwischenmenschlicher Beziehungen vermindern, erhöht sich das Krankheitsrisiko.«

Konkret heißt das also: Je weniger Beziehungen wir pflegen und je schlechter diese sind, desto größer die Gefahr, körperlichen und seelischen Schaden zu erleiden. Was macht Beziehungen aber gut, und was macht sie schlecht? Vereinfacht lässt sich formulieren, dass Beziehungen immer dann als gut betrachtet werden können, wenn sie bei den Beziehungspartnern gute Gefühle wecken. Im folgenden Kapitel werden Sie lesen, welche Faktoren die Beziehungsqualität erhöhen: Neben Liebe, Sympathie

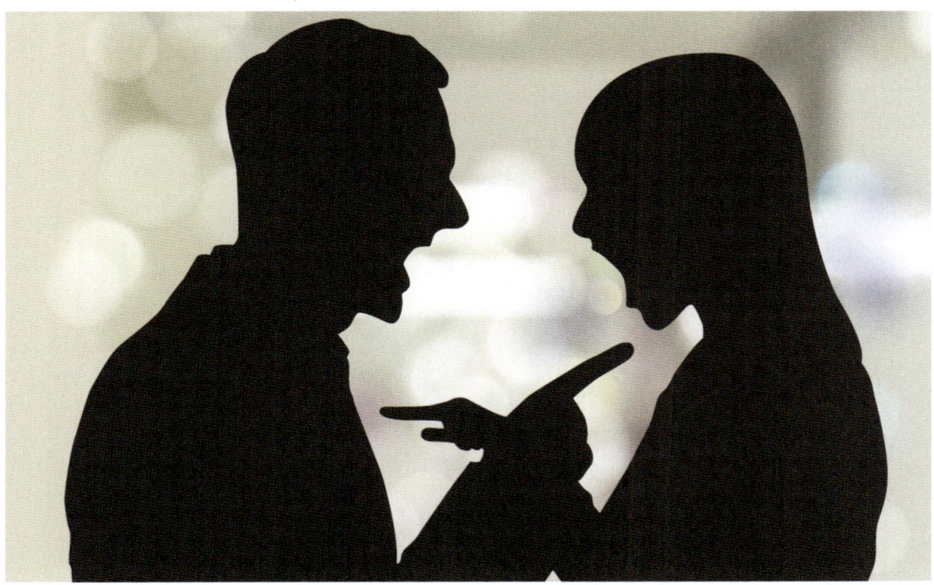

und Zuwendung handelt es sich im Wesentlichen um die Faktoren der emotionalen und sozialen Kompetenz, also etwa um Respekt, Offenheit, Toleranz, Teamgeist, Partnerschaftlichkeit, Mitgefühl, Freundlichkeit, Höflichkeit. Überall dort, wo diese Werte und Eigenschaften der sozialen und emotionalen Kompetenz missachtet werden oder völlig abhandenkommen, verschlechtern sich zwischenmenschliche Beziehungen und wandeln sich sogar im schlimmsten Fall zu Waffen – zu giftigen Pfeilen und scharfen Schwertern, die das Beziehungsband in Stücke reißen und dem Gegenüber böse Blessuren zufügen.

Gifte: besonders stark in Liebesbeziehungen

In einer Liebesbeziehung fänden psychische Gifte den besten Nährboden und seien am gefährlichsten, sagt die Psychologin Harriet Braiker in ihrem Buch *Giftige Beziehungen*. Über die emotionale Nähe, Intimität und oft auch Abhängigkeit hat ein destruktiver Partner offensichtlich besonders leichtes Spiel, um »beim anderen Gefühle von Depression, Hilflosigkeit, Kontrollverlust, Ängstlichkeit, Feindseligkeit, Frustration, Zynismus und Unfähigkeit auszulösen«. Beziehungen zu Eltern, Kindern und

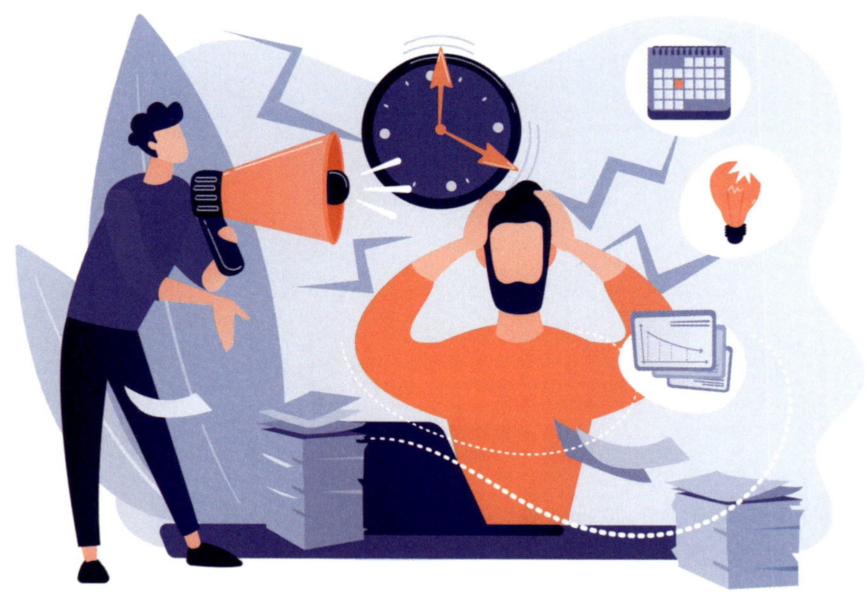

engen Freunden seien aber oft mit den Bindungen in einer Liebesbeziehung vergleichbar, was ihre Auswirkungen auf Selbstwertgefühl und Stimmungen angeht. In Arbeitsbeziehungen hängt die Dosis psychischer Gifte häufig davon ab, wie viel Macht jemand auszuüben vermag. Wenn ein Abteilungsleiter oder Chef einen Untergebenen ängstlich und unsicher macht, dann wirkt sich das umso gravierender aus, je mehr Einfluss er auf dessen Gehalt und die weitere Karriere hat. Nach Harriet Braiker wird die körperliche Gesundheit eines Menschen nicht direkt durch die Handlungen eines anderen zerstört, außer er wendet offensichtlich äußere Gewalt an. Die Auslöser von Krankheiten und Störungen seien meist *die eigenen negativen Reaktionen* auf das, was ein anderer Mensch sagt oder tut, oder darauf zurückzuführen, wie man *selbst die Beziehung wahrnimmt.* Dies entspricht exakt den psychoneuroimmunologischen Erkenntnissen, dass letztlich die eigene Geisteshaltung, die eigenen Gefühle und Empfindungen bewirken, ob wir erkranken oder gesund bleiben.

Wenn Sie also bemerken, dass Sie sich in der Nähe Ihres Partners, Freundes, Kollegen oder Chefs ständig frustriert und gestresst fühlen; wenn diese Gefühle anhalten und weitere Probleme wie Schlafstörungen, depressive Verstimmungen, Kopf- oder Rückenschmerzen hervorrufen, dann senden Ihr Körper und Ihre Seele deutliche Zeichen, dass Ihre Selbsterhaltungskräfte und Schutzprogramme durch das Beziehungsgift geschwächt sind. Suchen Sie in diesem Fall Hilfe und Unterstützung, beispielsweise durch eine Verhaltenstherapie oder ein Coaching und folgen Sie den Empfehlungen in diesem Buch.

Negativer Stress – ein Massenphänomen

Eigentlich möchte man ihn am liebsten zum Unwort des Jahres – oder am besten der nächsten Jahrzehnte – küren, diesen Begriff »Stress«, der in aller Munde ist und sogar in Kindergarten und Schule Einzug gehalten hat, um sich bereits im Sprachschatz der Jüngsten fest zu etablieren.

Stress! Jeder redet davon, jeder hat ihn, kaum einer scheint ausgenommen. Stress ist wie eine Virusepidemie, die sich immer weiter ausbreitet und nach und nach das ganze Land erfasst. Aber Hand aufs Herz: Wie oft haben Sie diesen kurzen Anglizismus (*stress* kommt aus dem Englischen und heißt übersetzt: Druck, Anspannung) selbst schon gebraucht? Wie oft haben Sie auf die Frage, wie es Ihnen geht, geantwortet: »Soweit ganz gut, aber ich bin gerade furchtbar im Stress«? Kennen Sie jemanden, der keinen Stress hat? Selbst Rentner sind heutzutage oft total gestresst! Es scheint, hier handelt es sich um ein echtes Massenphänomen, ein Problem unserer Gesellschaft, eine Krankheit unserer Zeit. Es lohnt sich also, dem Phänomen Stress, von dem Sie auf den vorangegangenen Seiten ja schon Einiges gelesen haben, noch ein wenig mehr Aufmerksamkeit zu schenken.

Der böse und der gute Stress

Die Wissenschaft unterscheidet zwei Formen von Stress: den negativen *Distress*, der uns aus der Balance bringt und unser körperliches, geistiges und seelisches Wohl gefährdet, und den gesunden, leistungsfördernden *Eustress*.

Warum eigentlich sind wir alle derart gestresst? Am ehesten Schuld tragen sicherlich unsere Lebensgewohnheiten mit Reizüberflutung, Hektik, wachsendem Konkurrenzdruck und der stetigen Jagd nach mehr: mehr Geld, mehr Luxus, mehr Glück, mehr Erfolg, mehr Genuss. Wir leben in einer Nonstop-Gesellschaft, sagen Stressforscher, und rasen in Höchsttempo auf der Überholspur durchs Leben, gönnen uns keine Ruhe, keine Pausen, keinen Ausgleich.

Aber nicht nur permanente Überforderung versetzt den Organismus in einen krank machenden Stresszustand. Nach wissenschaftlichen Untersuchungen führt auch andauernde Unterforderung zum Distress. Studien zeigen, dass beispielsweise viele Singles, die sehr isoliert leben, durch ihre Einsamkeit und Langeweile stark emotional gestresst und für Störungen anfällig sind. Heftig schlägt sich der Distress auch bei Menschen nieder, die sich nicht gut behaupten können, ihre Gefühle unterdrücken und unter mangelndem Selbstwertgefühl leiden. Dauerfrust, verdrängte Emotionen, schwelende Konflikte und Ängste sind also ebenso starke Stressoren wie Hektik und Chaos.

Negativer Stress kann zahlreiche körperliche und seelische Fehlregulationen nach sich ziehen:

- ✔ Tritt er akut auf, treibt er den Blutdruck nach oben, verursacht Schweißausbrüche und Herzrasen.
- ✔ Chronischer Stress belastet Herz und Kreislauf, schwächt das Immunsystem, lähmt den Geist, bedrückt die Seele.
- ✔ Dauerstress kann bis zum Burnout-Syndrom führen, zum Gefühl des völligen Ausgebranntseins, und das komplexe Regelsystem unseres Organismus so nachhaltig schädigen, dass es kein Zurück mehr gibt.

Jeder Mensch reagiert anders auf Stress. Während der eine in einem Poweralltag nur so vor Tatendrang und Wohlbefinden strotzt, geht der andere bereits bei kleinen Herausforderungen auf dem Zahnfleisch und rutscht in eine ernste Krise. Fühlt sich der eine in der Beschäftigung mit sich selbst glücklich und zufrieden, gerät der andere schon in Panik, wenn er nur mal einen halben Tag allein ist. Deshalb gibt es auch kein Patentrezept, um sich negativen Stress vom Leibe zu halten. Jeder muss für sich selbst herausfinden, welcher »Stresstyp« er ist und welche Techniken ihm am besten helfen, um innere Ausgeglichenheit und Lebenskraft wiederzuerlangen.

Eine Basisregel gilt aber in jedem Fall: Ein starker Ruhenerv und Negativstress passen nicht zusammen. Wenn Sie Ihrem Vagusnerv also Aufmerksamkeit schenken und ihn mit geeigneten Übungen trainieren, wird sich das Phänomen Stress praktisch wie von selbst aus Ihrem Leben verabschieden, und Sie haben das Rüstzeug, in jeder Lebenssituation angemessen zu reagieren.

Zudem können einige Regeln helfen, den Feind Stress nicht zu nah an sich heranzulassen. Hier zusammengefasst die wichtigsten, über die Sie im weiteren Verlauf des Buches noch mehr lesen werden:

1. Auf den körpereigenen Rhythmus achten

Jeder Mensch hat einen natürlichen Grundrhythmus mit einem Wechselspiel von Aktivität und Ruhe. Dieser wird in der Fachsprache als Basis-Ruhe-Aktivitätszyklus *(Basic Rest Activity Cycle)* oder kurz BRAC bezeichnet. In diesem Rhythmus durchläuft der Organismus circa alle 2 Stunden ein kleines Leistungstief: Sie werden müde, unkonzentriert und verlieren an Energie. Finden Sie Ihren eigenen BRAC heraus und legen Sie in den Tiefphasen Pausen ein. Schalten Sie für 15 bis 30 Minuten ab, ruhen Sie sich aus, tun Sie etwas Entspannendes. Machen Sie mindestens einmal am Tag –

wenn Sie das können – ein Nickerchen. Dieser auch *power nap* genannte Tagschlaf hat eine hohe regenerative Kraft und ist in asiatischen Ländern selbst am Arbeitsplatz ein festes Ritual. Sie können im Sitzen oder Liegen schlafen; Hauptsache, Sie fühlen sich wohl. Schalten Sie Störquellen aus (Telefon, Radio etc.) Schlafen Sie 10 bis 20 Minuten, aber nicht länger! Nach diesem Kurzschlaf sind Ihre Energiespeicher aufgetankt und Sie können sich wieder mit voller Kraft Ihrer Arbeit zuwenden.

2. Gutes Zeitmanagement betreiben

Gerade in der heutigen Leistungsgesellschaft haben viele Menschen zunehmend Probleme, sich die Zeit vernünftig einzuteilen und sich nur so viele Aufgaben zuzumuten, wie sie auch wirklich bewältigen können.

Sie packen den Tag mit Terminen voll, machen viele Dinge gleichzeitig und sind frustriert, wenn sie stets »der Zeit hinterherhinken« und gar nichts mehr geregelt bekommen. Planen Sie sinnvoll, schreiben Sie sich zum Beispiel auf, welche Aufgaben in der nächsten Woche anstehen und wie viel Sie an einem Tag erledigen können.

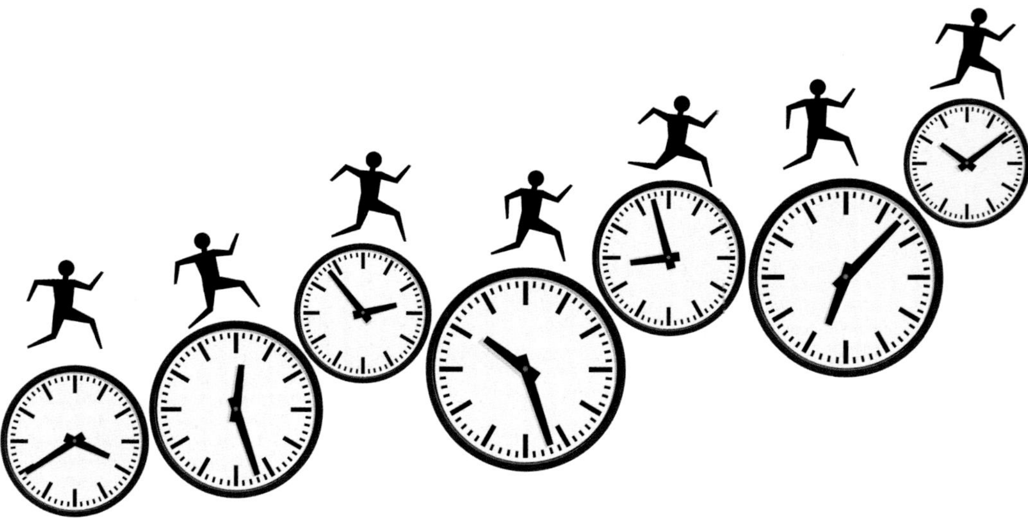

Kalkulieren Sie lieber mehr Zeit für die einzelnen Tätigkeiten ein. Wenn Sie früher fertig sind, umso besser – dann können Sie die so gewonnene Zeit für Ihr eigenes Wohlbefinden nutzen.

3. Gesund essen und viel bewegen

Wie für den gesunden Schlaf gilt auch fürs Stressmanagement: Eine ausgewogene Ernährung mit vielen Vitaminen, Mineralstoffen und Spurenelementen hält den Organismus fit und hilft, mit den Belastungen des Alltags besser fertigzuwerden. Außerdem wichtig: regelmäßige körperliche Bewegung, mindestens 3 Stunden pro Woche. Durch Laufen, Schwimmen oder Biken tankt der Körper reichlich Sauerstoff und produziert mehr Endorphine. Diese Hormonstoffe wirken Stressfaktoren entgegen und sorgen für Vitalität.

4. Negativgefühle entschärfen

Sind Sie nicht auch schon mal völlig ausgeflippt, haben getobt, gebrüllt, geweint oder gezankt, obwohl es die Sache überhaupt nicht wert war? Unangemessene Gefühlsausbrüche können – wenn sie gehäuft auftreten – zu gefährlichen Stressoren werden, weil sie den ganzen Organismus in Aufruhr bringen. Überprüfen Sie sich deshalb kritisch: Ist die Auseinandersetzung wirklich wichtig? Sind meine Reaktionen angemessen? Gibt es andere Lösungsmöglichkeiten, die meine negativen Empfindungen verschwinden lassen?

Wenn Ihre Emotionen öfter mit Ihnen durchgehen, sollten Sie Übungen zur schnellen Entspannung erlernen (viele Ratschläge dazu werden Sie auf den nächsten Seiten lesen).

So können Sie Ihr Gemüt beruhigen und stressauslösende Gefühlswallungen entschärfen. Ein altbewährter Trick erweist sich als sehr effektiv, wenn die Wolken tief hängen und Sie sich in einer geharnischten Auseinandersetzung befinden, sei es der Ärger mit dem pubertierenden Kind, der Krach mit dem Partner, der Streit mit dem besten Freund: einfach kurz den Raum verlassen, vor die Tür oder auf den Balkon treten und mehrere Male tief durchatmen. Sie werden merken, wie schnell sich die Wogen in Ihrem Inneren glätten und wie Sie Ihre Gedanken und Gefühle vom hohen Stressniveau herunterholen können!

Der große »Stresstest«

Wie viele Stressfaktoren gibt es in Ihrem Leben? Lesen Sie die folgenden Aussagen und kreuzen Sie ehrlich an, wie stark sie auf Sie zutreffen:

✔ Mein Tagesrhythmus ist unregelmäßig; ich gehe mal spät, mal früh ins Bett, schlafe mal lange, mal kurz.

oft ☐ selten ☐ nie ☐

✔ Wenn ich Sorgen oder Stress habe, trinke ich Alkohol, um abzuschalten.

oft ☐ selten ☐ nie ☐

✔ Ich schlafe weniger als 6 Stunden täglich.

oft ☐ selten ☐ nie ☐

✔ Ich mache am Tag so gut wie keine Pausen.

oft ☐ selten ☐ nie ☐

✔ Ich esse unregelmäßig, gehe zum Beispiel ohne Frühstück aus dem Haus oder spät abends noch ins Lokal.

oft ☐ selten ☐ nie ☐

✔ Ich treibe weniger als 3 Stunden pro Woche Sport.

oft ☐ selten ☐ nie ☐

✔ Ich neige zu Schusseligkeit, lasse Dinge liegen, vergesse wichtige Termine.

oft ☐ selten ☐ nie ☐

✔ Es gibt Tage, da wächst mir alles über den Kopf, und ich weiß nicht mehr, wo ich anfangen und wo ich aufhören soll.

oft ☐ selten ☐ nie ☐

✔ Ich mache viele Dinge gleichzeitig und gönne mir keine Entspannung.

oft ☐ selten ☐ nie ☐

✔ An manchen Tagen erscheint mir alles sinnlos und leer. Ich fühle mich schlecht, bin frustriert und traurig.

oft ☐ selten ☐ nie ☐

✔ Wenn ich mich aufrege, schlägt mir das auf den Magen.

oft ☐ selten ☐ nie ☐

✔ Ich wache morgens mit einem dumpfen Gefühl auf, fühle mich erschöpft und ausgelaugt.

oft ☐ selten ☐ nie ☐

✔ Wenn ich unter Druck stehe, bekomme ich Kopf- und Rückenschmerzen, oder ich werde von Schwindel, Herzklopfen oder Übelkeit geplagt.

oft ☐ selten ☐ nie ☐

✔ Ich grüble viel und komme mit mir selbst nicht klar.

oft ☐ selten ☐ nie ☐

✔ Mich plagen Konflikte über Wochen.

oft ☐ selten ☐ nie ☐

✔ Ich habe Angst.

oft ☐ selten ☐ nie ☐

Auswertung: Zählen Sie die Punkte aus Ihrem persönlichen Stresstest wie folgt zusammen: bei jedem Statement mit »oft« = 5 Punkte, mit »selten« = 2 Punkte, mit »nie« = 0 Punkte. Das Gesamtergebnis sagt Ihnen, wie gut Sie mit Stress umgehen können und welche Faktoren Sie in Ihrem Leben ändern müssen.

0 bis 32 Punkte

Glückwunsch! Sie haben Ihr Leben recht gut im Griff, können selbst mit den nervigsten Situationen noch ziemlich gut umgehen. Zu verdanken haben Sie das Ihrer ausgeglichenen Seelenlage, die Ihnen ermöglicht, immer wieder den richtigen Kurs einzuschlagen. Und einem vernünftigen Lebensrhythmus mit einem gesunden Wechselspiel zwischen Aktivität und Ruhe.

In der traditionellen chinesischen Medizin entsprechen Sie damit dem Menschentyp, bei dem Yin und Yang im Einklang stehen. Auf diese Weise haben Sie den besten Schutzwall gegen Stress jedweder Art.

Trotzdem können Sie natürlich noch eine Menge für sich tun, damit Ihnen diese Kraft und damit Ihr guter Vagotonus erhalten bleiben. Zum Beispiel regelmäßige Entspannung und Bewegung einbauen.

33 bis 80 Punkte

Sie haben eindeutig zu viel Stress in Ihrem Leben, sei es durch zu viele Termine, einen unruhigen Lebenswandel oder Sorgen und Konflikte, die Sie permanent plagen. Vielleicht haben sich die Stressfaktoren schon auf Ihr körperliches Wohlbefinden niedergeschlagen und Sie leiden häufiger unter Nervosität, Kopfschmerzen und Magenproblemen.

Was Sie brauchen, sind ein vernünftiges Zeitmanagement und angemessene Pausen, in denen Körper, Seele und Geist zur Ruhe kommen können. Verteilen Sie Ihre Arbeit über den Tag und planen Sie Ruhepausen gezielt mit ein. Schalten Sie Reize, die noch zusätzlich auf Sie einwirken (Fernseher, laute Musik etc.) aus und nehmen Sie sich Zeit für etwas ganz Entspannendes:

Lesen Sie ein schönes Buch, gönnen Sie sich ein wohltuendes Bad, gehen Sie spazieren. Achten Sie darauf, nicht mehrere Dinge gleichzeitig zu tun. Und wenn Sie ins Grübeln geraten sollten, vertreiben Sie die sorgenvollen Gedanken am besten, indem Sie ihnen positive Gefühle und Gedanken entgegensetzen, zum Beispiel durch Fantasiereisen bei wohltuender Entspannungsmusik. Ihr vegetatives Nervensystem und Ihr Ruhenerv werden es Ihnen danken!

Stress! Was passiert im Körper?

Eines der wichtigsten Hormone, das bei seelischem und körperlichem Stress vermehrt ausgeschüttet wird, ist **Cortisol**. Der Botenstoff wird in der Nebenniere gebildet. Er aktiviert den Stoffwechsel, fördert die Verfügbarkeit des »Energiebausteins« Glukose, verändert die psychische Befindlichkeit und greift massiv in das Immunsystem ein. Bei akutem Stress oder einem akuten Infekt – der ja auch einen »Immunstress« darstellt – aktiviert Cortisol zunächst kurzzeitig die Produktion von Antikörpern und steigert die Mobilisation von Immunzellen, um dann, ab dem dritten Tag, wieder abzusinken und den Immunzellen und ihren Botenstoffen (Zytokine) den weiteren Abwehrkampf zu überlassen. Bleibt jedoch eine Stresssituation chronisch bestehen, dann bremst der hohe Cortisolspiegel vor allem die spezifische sowie unspezifische Immunabwehr und unterdrückt die Aktivität der natürlichen Killerzellen – was sich als Folge in einer erhöhten Infektanfälligkeit niederschlägt. Je länger Stressphasen anhalten, desto größer das Risiko für dauerhaft erhöhte Cortisolspiegel – mit der Folge einer dauerhaft gebremsten Immunabwehr. Bei permanent anhaltendem Dauerstress jedoch – wie zum Beispiel beim typischen »Manager-Syndrom« – erschöpft sich schließlich die Cortisolproduktion in den Nebennieren und die bremsenden Impulse auf das Immunsystem fallen weg. Die Folge ist dann ein überschießendes Immunsystem mit möglichen Erkrankungen wie Allergien, Neurodermitis, Rheuma und anderen Autoimmunerkrankungen.

Ein weiteres Hormon, das in unmittelbarem Zusammenhang mit Stressreaktionen steht, ist **Adrenalin**. Im Zusammenhang mit dem sympathischen Nervensystem haben Sie dieses Hormon schon kurz kennengelernt. Adrenalin wird ebenfalls in der Nebenniere gebildet, aber anders als Cortisol nicht auf Vorrat. Bei psychischen und physischen Belastungssituationen steht es rasch zur Verfügung, um Herz, Kreislauf, Stoffwechsel und andere Systeme des Körpers an den »Ausnahmezustand« anzupassen. Sie erinnern sich: Puls, Blutvolumen im Herzen und Blutdruck steigen an, auch die Atemfrequenz erhöht sich. Darüber hinaus werden durch den Einfluss des Adrenalins vermehrt Zucker und Fette für den erhöhten Energiebedarf bereitgestellt – bei unseren Vorfahren waren diese körperlichen Prozesse für Kampf und Flucht nötig. Bleiben die Adrenalinwerte durch Dauerstress erhöht, hat dies fatale Folgen: Der Blutdruck klettert auf chronisch erhöhte Werte, auch die Blutzuckerspiegel steigen an. Herz, Kreislauf und Stoffwechsel werden chronisch belastet, die Immunfunktionen gehen zurück, das Risiko für Herzinfarkt, Diabetes mellitus (Zuckerkrankheit), Immunschwäche und viele andere Krankheiten steigt.

Vertrauen Sie in die Gesetze des Lebens

Eine Regel – man könnte es fast auch als Lebensgesetz bezeichnen – gilt jedoch für alle gleichermaßen, ob Sie nun ein extrovertierter oder ein eher in sich gekehrter Mensch sind, ob energiegeladen und handlungsorientiert, mehr oder weniger belastbar, eher vorsichtig und zurückhaltend. Die Regel lautet: Sie sind das Produkt Ihrer Gedanken und Gefühle. Das haben Sie auf den vorangegangenen Seiten ausführlich erfahren, das sollte zusammenfassend am Schluss dieses Kapitels noch einmal deutlich gemacht werden. Füttern Sie Ihr Unterbewusstsein nur mit negativem Input, lassen Sie permanent Sätze durch Ihren Kopf kreisen wie »Das schaffe ich nie«, »Alle anderen haben es besser«, »Mir ist nichts Gutes in diesem Leben vergönnt«, werden über die Verbindung des kognitiven zum emotionalen Gehirn sowie über das vegetative Nervensystem solche »Befehle« ganz schnell zu sich selbst erfüllenden Prophezeiungen. Dann ist es auch kein Wunder, wenn Sie regelmäßig mit Erkältungen zu kämpfen haben oder sich oft schwach, antriebslos und müde fühlen. Dass Sie häufig unkonzentriert sind und Ihre Arbeit nicht gut bewältigen können. Dass die Sorgen und der Frust des Alltags Ihnen den Schlaf rauben und Beschwerden wie Kopf- oder Rückenschmerzen bescheren. Sie sind das Produkt Ihrer Gedanken und Gefühle – das ist ein Lebensgesetz …

Stärken Sie Ihren Geist dagegen mit Sätzen wie »Ich bin zuversichtlich, dass mir mein Leben gut gelingen wird«, »Ich bin dankbar für die Erfahrungen der Vergangenheit, die mich reicher und wissender machen«, dann schicken Sie Ihrem psychovegetativen Steuerungssystem kraftvolle Signale, die sich in kürzester Zeit in Ihrer Ausstrahlung und Stimmung widerspiegeln werden.

Nähren Sie Ihre Seele zusätzlich mit vielen kleinen Portionen guter Emotionen, mit dem Innehalten beim Betrachten des Sternenhimmels, mit dem Lachen über den Witz, den Ihre Freundin Ihnen gerade erzählt hat, mit dem Wohlgefühl beim Genuss eines wundervollen Abendessens, mit der zärtlichen Empfindung, wenn Ihr Liebster, Ihre Liebste Sie in die Arme schließt, ja, dann füllen diese vielen kleinen Glücksmomente, dieses freudvolle Verweilen im Augenblick Ihre Lebensspeicher im Nu mit so

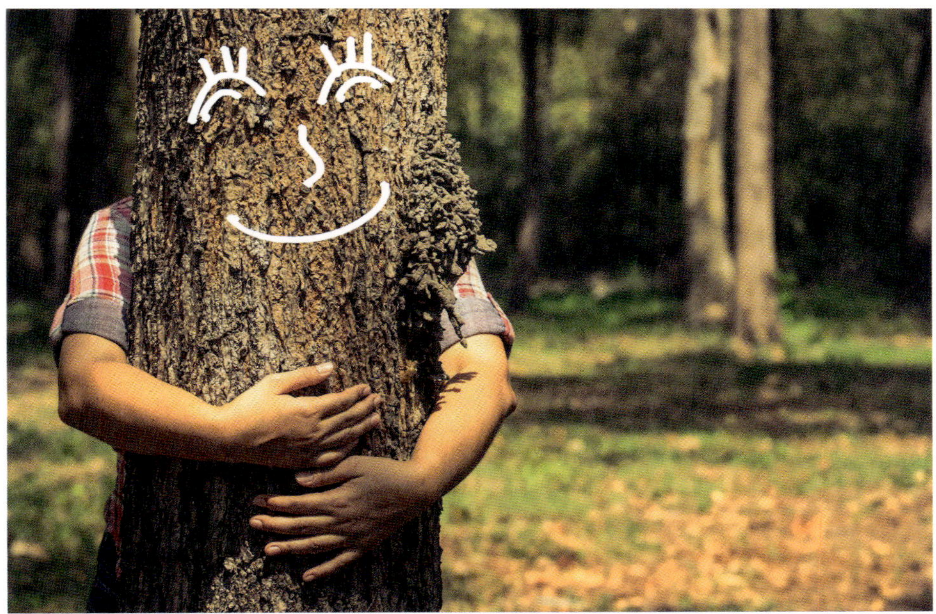

viel positiver Energie auf, dass Ihre Selbstheilungskräfte in Gang kommen und Sie sich bester Gesundheit erfreuen können.

Sie sind das Produkt Ihrer Gedanken und Gefühle – das ist ein Lebensgesetz. Und es ist ein Gesetz, das sich mithilfe eines starken Vagusnervs viel leichter in die Praxis umsetzen lässt, als wenn die sympathisch gesteuerten Stressfaktoren immer wieder die Oberhand gewinnen.

Wo wollen Sie stehen? Entscheiden Sie selbst!

Sie wissen nun, es gibt die Habenseite des Lebens und die Sollseite. Auf welcher Sie stehen wollen, liegt ganz allein in Ihrer Entscheidung und Ihrer Macht.

Nicht dass wir uns falsch verstehen: Keiner will leugnen, dass es schmerz- und leidvolle Erfahrungen gibt, die sich tief in uns eingraben und tiefe Narben in der Seele hinterlassen können. Schicksalsschläge sind unvermeidlich, sie treffen jeden von uns – mehr oder weniger, früher oder später. Wichtig ist aber, wie wir mit Schicksalsschlägen umgehen und welche Strategien zur Bewältigung wir entwickeln. Hier unterscheiden sich die positiv denkenden Menschen von den negativ denkenden ganz erheblich.

Die Pessimisten verharren oft in einer starren, lebensfeindlichen Geisteshaltung und meinen, vom Schicksal benachteiligt zu sein. Sie erleben sich selbst als Opfer.

Die Optimisten dagegen nehmen ihr Leben in die Hand, sie gestalten es aktiv, sie erkennen sich selbst als Schmiede ihres Glücks. Und sie sind von einer so tiefen Überzeugung bezüglich des Sinns und der Bestimmung ihres Lebens getragen, dass sie daraus selbst nach schweren Nackenschlägen und Leiderfahrungen die Kraft und Stärke für ein Weiterleben schöpfen.

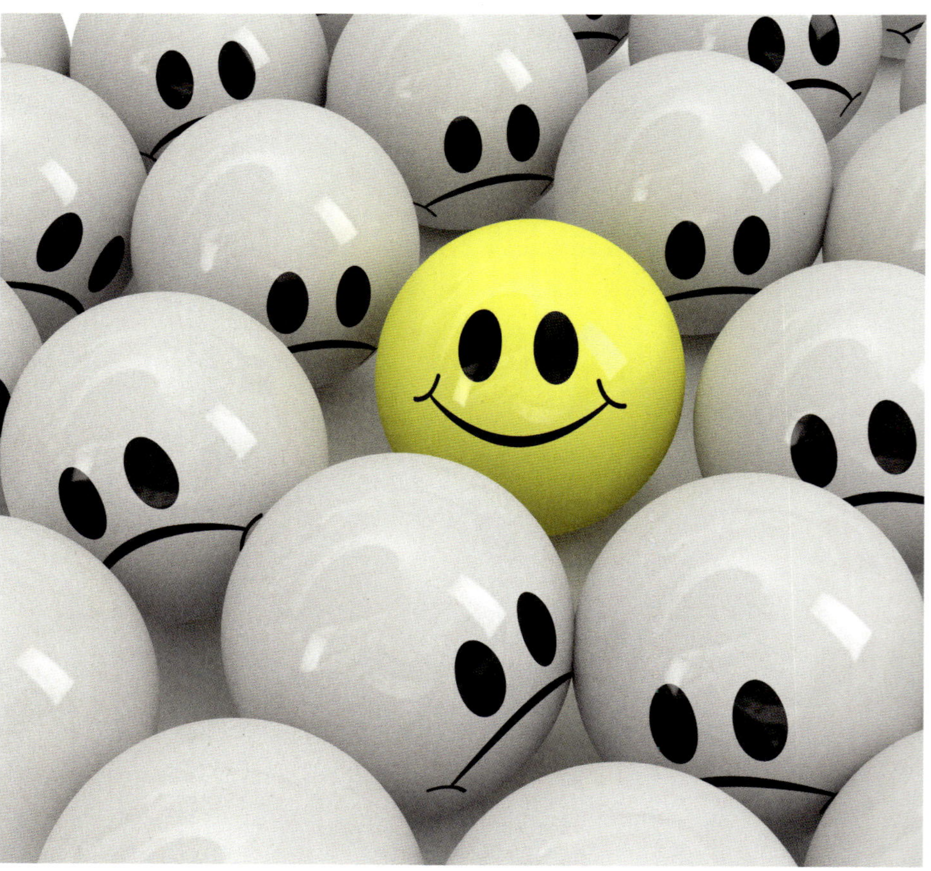

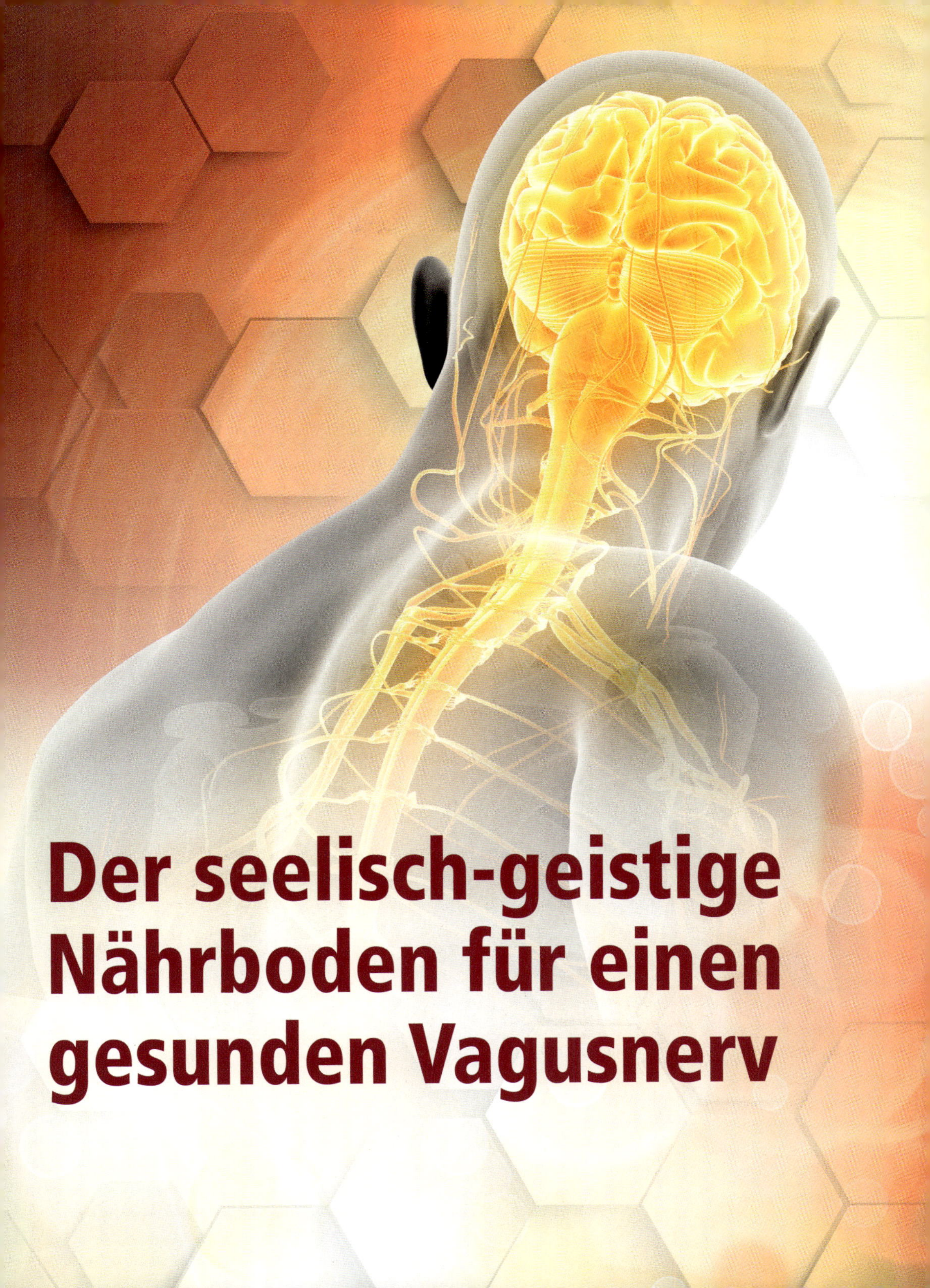

Der seelisch-geistige Nährboden für einen gesunden Vagusnerv

Eigentlich zu schön, um wahr zu sein: Man nährt seine Seele und seinen Geist mit guten Gedanken und Gefühlen und erntet dafür Gesundheit, Wohlbefinden, oft sogar noch Glück und Erfolg. Haben wir den Schlüssel für Freude, Ausgeglichenheit und Harmonie wirklich selbst in der Hand?

»Das größte Glück des Menschen ist, dass er selber Urheber seiner Glückseligkeit ist – wenn er fühlt, das zu genießen, was er sich selbst erworben hat.«

Immanuel Kant (1724–1804)

Besitzen wir tatsächlich die Macht, unser Leben nach unseren Vorstellungen zu gestalten? Skeptiker werden diese Frage wohl mit einem definitiven Nein beantworten und die gesamten Betrachtungen dazu als esoterische Spinnereien abtun, anstatt sie im Bereich seriöser Wissenschaft zu verorten. Dennoch, die vielen Untersuchungen, die zu diesem Thema gemacht wurden, lassen keinerlei Zweifel: Eine konstruktive, optimistische und emotional ausgeglichene Lebenseinstellung wirkt sich unmittelbar auf den Organismus aus, stärkt die Selbstheilungskräfte und schützt uns vor allerlei Unannehmlichkeiten.

Welche Emotionen sind es dann aber genau, die unserer Seele Flügel verleihen, unseren Ruhenerv maximal aktivieren und unser Immunsystem so stark machen, dass es alle Kräfte zur Erhaltung unserer Gesundheit mobilisiert?

Ein Bild eignet sich besonders gut, um dies zu veranschaulichen: das Bild eines verliebten Paares. Wenn zwei Menschen bis über beide Ohren ineinander verliebt sind, scheinen sie im Schlepptau ihrer Liebe so ziemlich alle Gefühle mitzuführen, die das Leben schön und lebenswert machen. Sie sind fröhlich, heiter und beschwingt; ausgelassen wie Kinder beim Spielen; offen, tolerant, großzügig; sie können sich an wirklich allem erfreuen; sie sind unternehmungslustig, schmieden Pläne und geben sich ihren Träumen hin; sie genießen ihre Zweisamkeit und ihre Sexualität; und sie werden auf einer unglaublich kraftvollen Welle getragen – der Welle des Glücks. Kurz: Frischverliebte spüren unmittelbar, wie es sich anfühlt, wenn der gesamte Organismus von »Glücksbotenstoffen« durchflutet wird. Zu diesen speziellen Neurotransmittern (s. Seite 18) gehört beispielsweise das Serotonin, das die Stimmung hebt, für ein emotionales Gleichgewicht sorgt und die Vitalkräfte stimuliert –

bei Verliebten offensichtlich in konzentrierter Form. Nun werden Sie wahrscheinlich einwenden, dass man ja schließlich nicht immer verliebt sein könne und eine solche Phase eher den Ausnahmezustand darstellt. Völlig richtig. Sich 365 Tage im Jahr auf einer Woge der Euphorie durchs Leben tragen zu lassen, ist unrealistisch und dem Meistern des zumeist doch eher profanen Alltags wahrscheinlich auch gar nicht zuträglich. Nein, es muss nicht immer der Extremzustand sein, auch wenn sich die berühmten »Schmetterlinge im Bauch« einfach herrlich anfühlen. Aber ein wenig von dieser wunderbaren, positiven Gefühlsmixtur sollten Sie in Ihr tägliches Leben versuchen mitzunehmen – für Ihre Mitmenschen, Ihre Familie, Ihre Arbeit und natürlich für sich selbst. Sie werden sehen, es lohnt sich!

Positiv denken wirkt

Jeder Gedanke, den Sie in Ihrem Kopf formen, löst ein wahres Feuerwerk an Nervenaktivität aus, das sich in unzähligen elektrischen und chemischen Prozessen im Organismus niederschlägt. Dabei scheint die Beeinflussung umso intensiver zu sein, je häufiger sich Gedanken wiederholen. Eine spannende Aussage, die es wert ist, noch einmal formuliert zu werden: Die Beeinflussung ist umso intensiver, je häufiger sich Gedanken wiederholen! In der Hirnforschung gibt es tatsächlich bereits zahlreiche Anhaltspunkte dafür, dass sich gewohnheitsmäßige Denkmuster nachhaltig auf die Gehirnaktivität auswirken. Und das in unterschiedlicher Weise, je nachdem von welcher Qualität die Denkmuster sind. Offensichtlich werden durch positive Gedankenketten andere Neurotransmitter – zum Beispiel das schon genannte Serotonin – aktiviert, andere Impulse in Gang gesetzt und andere körperliche Aktivitäten ausgelöst als durch negative.

So ist es nicht verwunderlich, dass Menschen mit anhaltender depressiver Verstimmung oder mit einer ausgeprägten negativen Lebenseinstellung eine geringere Aktivität von Abwehrzellen aufweisen und damit infektanfälliger werden! Auch das Risiko für viele andere Beschwerden und Krankheiten, zum Beispiel Kopfschmerzen oder Rückenleiden, ist für notorische Schwarzseher und Schwarzdenker nachweislich erhöht. Was für ein energetisches Potenzial! Vor diesem Hintergrund ist der weise Spruch »Achte auf deine Gedanken, denn sie können dein Schicksal werden« wirklich ernst zu nehmen. Doch wie soll man das energetische Potenzial seiner Gedanken nutzen?

Eine Methode, um die mentale Kraft zu steuern, ist das Positive Denken. Dieses Verfahren hat nach seinen Anfängen in den 1950er-Jahren einen ungeheuren Boom hervorgerufen. In unzähligen Ratgebern und Motivationskursen versuchten und versuchen seither – mehr oder weniger seriöse – Mentaltrainer ihrer Klientel die »Think-pink«-Technik zu vermitteln. Viele der Tipps und Empfehlungen, mit denen Coaches aufwarten, erweisen sich allerdings häufig als reichlich oberflächlich oder realitätsfern. Auch die damit verknüpften Erfolgsversprechen sind oft derart überzogen, dass ihnen jeder Wirklichkeitsbezug fehlt. Denn ganz so einfach verhält es sich nämlich nicht mit dem positiven Denken. So gut es ist, sich bewusst seiner Gedankenmuster anzunehmen und diese in eine positive Richtung zu programmieren, so wichtig ist es auch, auf dem Boden der Realität zu bleiben und sich kritischen Fragen des eigenen Lebens nicht zu verschließen. Gerade in diesem Punkt besteht aber – vor allem bei eher labilen Menschen – die Gefahr eines Realitätsverlustes und einer Leugnung handfester Probleme. Es nützt nun einmal nichts, sich gedanklich im Wolkenkuckucksheim zu bewegen, während das Minus auf dem Konto immer weiter anwächst. Das heißt: Im Nachgang zu all den positiven Gedanken müssen auch positive Taten erfolgen.

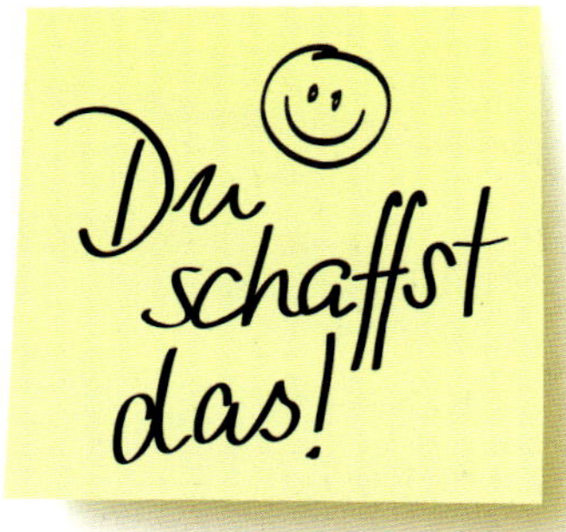

Die Hoffnung als Träger optimistischer Energie muss einhergehen mit einem festen Willen; positives Denken muss gepaart sein mit zielgerichtetem Handeln. Nichts spricht dagegen, mit hoffnungsfrohen Erwartungen durchs Leben zu gehen und an sich und seine Chancen zu glauben. Nichts ist verkehrt daran, sich in Krisenzeiten ein gewisses Gottvertrauen zu bewahren und auch nach Rückschlägen den Glauben nicht zu verlieren, dass alles wieder gut wird. Im Gegenteil, je fester wir in uns verankert und von unserer eigenen positiven Energie überzeugt sind, desto größer ist die Chance, dass wir unsere Ziele erreichen und unsere Sehnsüchte und Wünsche in Erfüllung gehen. Aber dabei müssen wir verantwortlich und planvoll handeln, und wir dürfen die Vorsicht nicht über Bord werfen.

Vergangenes gehört der Vergangenheit an

Sie wissen nun also, dass es für das erfolgreiche Praktizieren von Positivem Denken eine große Bedeutung hat, sich einen Blick für die Realität zu bewahren. Mindestens ebenso wichtig ist allerdings auch die Art und Weise, wie Sie mit Ihrer Vergangenheit umgehen. Wer nämlich mit seinem Schicksal hadert, sich Fehler von früher nicht verzeihen kann oder – noch schlimmer – sich selbst als Opfer begreift, wird sich mit dem Positiven Denken ebenfalls schwertun. Denn Ihr Unterbewusstsein ist empfindlich und merkt sich alles! Sobald Sie ins Grübeln geraten über all das, was schiefgelaufen ist oder – noch schlimmer – sich selbst als Opfer begreifen, entstehen unwillkürlich negative Glaubenssätze, welche die positiven überlagern. Aussagen wie »Ich habe mir alles vermasselt« oder »Das kann ich nie wieder gutmachen« wirken wie Gift, das Sie lähmt und Ihre Energien blockiert. Ebenso wie die Schuld, die man anderen zuweist – der Frau, die einen verließ, dem Freund, der sich ohne Erklärungen zurückzog, dem Chef, der einem anderen den wohlverdienten Posten gab. Eine Schuld, die sich am Ende ob der nicht enden wollenden Kaskade an Selbstvorwürfen doch wieder nur gegen die eigene Person richtet.

Vergeben ist deshalb – wie Sie etwas weiter unten noch ausführlicher erfahren werden – ein ganz wichtiger Aspekt in Bezug auf Gesundheit, Ausgeglichenheit und die Fähigkeit, sein Leben im Hier und Jetzt gut zu gestalten. Sie müssen anderen vergeben können, aber eben auch sich selbst. An dem, was geschehen ist, können Sie sowieso nichts mehr ändern, wie das rätoromanische Sprichwort »Wasser, das schon vorbeigeflossen ist, treibt die Mühle nicht« in einer schönen Metapher veranschaulicht. Aber Sie können aus den Erfahrungen der Vergangenheit einen Nutzen für die Gegenwart ziehen, indem Sie diese als Erkenntniszuwachs, Erweiterung Ihres Horizontes, ja, als »Lehren« anerkennen. Denn wir wissen doch alle: Aus nichts lernt man so gut wie aus Fehlern!

Am besten funktioniert das Ummünzen zu etwas Positivem, indem Sie Dankbarkeit für das Vergangene entwickeln. Vielleicht kommt Ihnen die Vorstellung zunächst abstrus vor, und vielleicht geht Ihnen das schlichtweg auch zu weit. Aber dazu sei gesagt, dass es immer wieder bewegende Geschichten von Menschen gibt, die um ein Haar einer Krebserkrankung erlegen wären, einen schweren Unfall erleiden oder durch eine existenzielle Krise gehen mussten. Doch anstatt mit ihrem Schicksal zu hadern und das Erlittene und Erlebte mit einem negativen Blick zu betrachten, brachten sie das Ganze in einen positiven Kontext. Wenn dann beispielsweise eine Brustkrebspatientin erklärt, dass ihr nichts Besseres passieren konnte, als diese Krankheit zu bekommen, da die Erfahrung es ihr ermöglichte, ihr Leben neu zu ordnen und jeden Tag ganz bewusst zu gestalten – das löst Erstaunen aus, macht aber auch Mut.

Das Leben aktiv gestalten

Erfolgreich lässt sich die Haltung »Denke positiv« in die Praxis umsetzen, wenn sie mit der Einstellung »Lebe aktiv« kombiniert wird. Die Urväter des Konzepts Positives Denken wie Dale Carnegie oder Joseph Murphy hatten das in ihren bekannten Ratgebern stets in den Vordergrund gerückt und anhand zahlreicher Beispiele veranschaulicht.

Eine positive Verquickung von Denken und Tun findet dabei oft in den – scheinbaren – Kleinigkeiten des Lebens ihren Niederschlag, zum Beispiel, indem Sie ein Lob für Ihren Kollegen bereithalten, der alten Dame in der Straßenbahn ein Lächeln schenken, mit der Zeitungsverkäuferin ein paar nette Worte wechseln. Oder indem Sie einen Moment innehalten, um eine hübsche Blume am Wegrand zu betrachten,

Dankbar für Vergangenes, realistisch im Heute, positiv in die Zukunft

Grübeln Sie nicht über das, was gewesen ist. Sie müssen es nicht verleugnen, verdrängen oder vergessen. Bewahren Sie das Erlebte in Ihrem Herzen und wertschätzen Sie es als wichtige Erfahrung und Hilfe für die Gegenwart und für die Zukunft.

Gestalten Sie Ihr Leben aktiv, erfreuen Sie sich an den großen wie den kleinen Dingen, stecken Sie sich Ziele. Achten Sie – wenn Sie Pläne schmieden – aber auch darauf, sich nicht in Illusionen zu verlieren, sondern auf dem Boden der Realität zu bleiben. Auf diese Weise haben Sie die besten Chancen, im Heute und im Morgen glücklich zu sein!

dem Zwitschern eines Vogels zu lauschen oder die Schönheit der Landschaft um Sie herum zu genießen.

Die heilende Kraft des Verzeihens

Es liegt in der Natur des Menschen, Fehler zu machen, Schwächen zu zeigen und ab und an auch mal den Pfad der Tugend zu verlassen. Keiner von uns ist perfekt, und keiner ist vor Fehltritten gefeit. Damit einher geht natürlich auch, dass man anderen Menschen wehtut, ihre Grenzen überschreitet, ihr Vertrauen missbraucht, ihre Würde verletzt. Wem dieses widerfährt, der hat oft den doppelten Schaden. Einerseits leidet man an den Blessuren, die einem zugefügt wurden, andererseits stauen sich ausgesprochen destruktive Gefühle in der Seele an: Wut, Enttäuschung und das Bedürfnis nach Vergeltung. Einer der bittersten Sätze, die in einer solchen Situation oft formuliert werden, lautet: »Das werde ich dir niemals verzeihen.« Aber: Wer anderen nicht vergeben kann, bestraft nicht den Missetäter, sondern eine ganz andere Person – sich selbst! Denn mit dem Nichtvergeben halten wir unbewusst an dem Schmerz fest, wir bohren weiter in der Wunde, durchleben immer wieder die gleiche Scham und Demütigung.

Die Fähigkeit zu verzeihen ist ungeheuer wichtig, um wieder zu innerem Frieden zu finden und die Wunden heilen zu lassen. Verzeihen heißt Loslassen und sich von der Last der destruktiven Gedanken und Gefühle zu befreien. Die Seele wird dadurch wieder frei und bereit für neue, gute und schöne Erfahrungen. Eine hilfreiche Frage in diesem Zusammenhang wäre, so verrückt sie zunächst klingt: »Wie habe ich es geschafft, dass mein Partner mich verlassen hat?« Denn darauf bekommen Sie immer eine Antwort, aus der Sie etwas lernen können. Lassen Sie die Frage ruhig etwas auf sich wirken – die Antwort kommt garantiert. Aus der Frage nach der Schuld des anderen könnte nur dieser etwas lernen – doch ob er das wirklich tut? Gedanken darüber sind vergeudete Energie. Wir selbst sind das einzige Stellrad, auf das wir Zugriff haben.

Harmonisches Miteinander durch emotionale Kompetenz

Eine positive und aktive Einstellung zum Leben errichtet Ihnen auch ein solides Fundament für die Entwicklung der emotionalen Intelligenz, die auch als »EQ« = Emotionaler Quotient bezeichnet wird. Die Schulung der emotionalen Fähigkeiten, der Vereinigung von Herz und Verstand, ist für persönlichen Erfolg, für Glück und Wohlergehen ungeheuer wichtig.

Schon vor 25 Jahren beschrieb der amerikanische Psychologe und Wissenschaftsjournalist Daniel Goleman im Vorwort seines internationalen Bestsellers *Emotionale Intelligenz* eindringlich, wie grundlegend es sei, »der emotionalen und sozialen Kompetenz von unseren Kindern und uns selbst größere Aufmerksamkeit zu schenken und die Kräfte und Fähigkeiten des menschlichen Herzens energischer zu fördern«. Wir alle müssten wieder lernen, das »emotionale Alphabet« zu beherrschen, Rationalität und Mitgefühl ins Gleichgewicht zu bringen.

Woraus setzt sich eigentlich dieses emotionale Alphabet zusammen? Es sind bestimmte Fähigkeiten und Charaktereigenschaften, die uns in die Lage versetzen, Lebenstüchtigkeit zu erwerben, ein positives Verhältnis zu uns und zu anderen Menschen zu entwickeln, unser Leben glücklich zu gestalten und mit sinnvollem Tun zu erfüllen und eine zuversichtliche, fröhliche Grundhaltung einzunehmen. Es handelt sich also um Eigenschaften, die sich in einer positiven Wechselbeziehung zwischen Geist, Seele und Körper zeigen und zugleich Ausdruck einer gelungenen Kooperation zwischen kognitivem und emotionalem Gehirn in Verbindung mit einem starken Vagusnerv sind. Erfolg zu haben setzt voraus, dass man in der Lage ist, Schwierigkeiten zu meistern und auch in Krisenzeiten seine Ziele und Wünsche nicht aus den Augen zu verlieren.

Es sind tatsächlich die »Fähigkeiten des Herzens«, die – so betonen Intelligenzforscher – eine ebenso bedeutende Rolle spielen wie die »Fähigkeiten des Kopfes«. Es sind mithin also nicht nur die geistigen Fähigkeiten gefragt und wichtig, sondern in gleicher Weise die emotionalen wie Vertrauen, Motivation, Verantwortungsbewusstsein oder Mitgefühl.

Erfüllung und Tiefe im spirituellen Raum

Sie lauschen den wunderbaren Klängen einer Sinfonie, lassen sich von einer spannenden Lektüre fesseln, versinken in der Betrachtung eines Gemäldes und tauchen mit Ihren Gedanken ab in eine andere Welt. Es ist die Welt des Geistes, die wunderbare Schätze für Sie bereithält und Ihnen einzigartige Räume eröffnet. Ohne Spiritualität wäre unser Leben fade und flach.

Der Begriff Spiritualität stammt vom lateinischen Wort *spiritus* = »Geist, Hauch« ab. Eigentlich umfasst Spiritualität alles Geistige, das uns umgibt, beschreibt aber auch ein ganz besonderes, oft religiös geprägtes Bewusstsein. Viele (Religions-)Psychologen und Philosophen definieren Spiritualität als eine bewusste Beschäftigung mit den Sinnfragen des Daseins, mit Werten, der eigenen Existenz und der Selbstverwirklichung im irdischen Leben, aber auch mit dem Bereich des Transzendentalen, dem Suchen nach einer höheren Wirklichkeit und letztendlich dem Erkennen des göttlichen Prinzips.

Vielleicht denken Sie jetzt, dass Spiritualität etwas Exzeptionelles und Unerreichbares ist, vorbehalten lediglich den »berufenen« Menschen unter uns – den Dichtern, Denkern, den geistigen Führern, den Genies? Ganz und gar nicht! Jeder von uns kann Spiritualität in sich spüren und erfahren. Dabei macht es nicht den geringsten

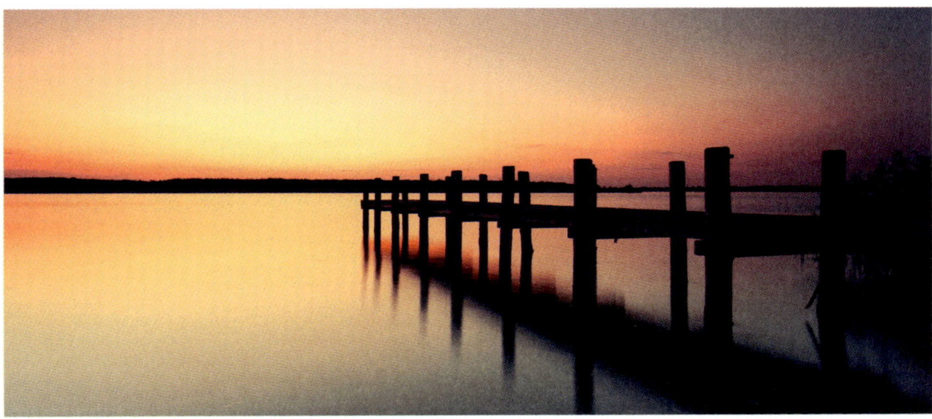

Spiritualität in der Welt erfahren

Spiritualität existiert sowohl innerhalb von Religionen als auch außerhalb davon. Spirituelle Menschen müssen also nicht einer Glaubensgemeinschaft angehören, um sich besondere geistige Räume zu erschließen, ihr Bewusstsein zu erweitern, nach Erkenntnissen zu suchen, ihrem Leben Tiefe zu geben oder an Gott zu glauben.
Spiritualität kann überall gelebt und praktiziert werden, sie unterliegt keinen Normen und keinen Dogmen. Allerdings gibt es einige Faktoren, die eine spirituelle Haltung charakterisieren und den Menschen mit spirituellem Bewusstsein als seelisch-geistige Ausdrucksform dienen: So haben Gebet und Meditation eine große Bedeutung, um sich eine höhere Wirklichkeit zu erschließen und sich Gott näher zu fühlen. Außerdem leben spirituelle Menschen in dem Vertrauen, dass Gott – oder eine andere vollkommene Macht – ihnen auf Erden den richtigen Weg weist. Sie suchen nach Erkenntnis und Weisheit, empfinden Dankbarkeit, Ehrfurcht und eine große Freude der Schöpfung gegenüber; sie gehen verantwortungsbewusst und respektvoll mit sich selbst, den anderen Menschen und der Natur um; sie zeigen Mitgefühl, Großzügigkeit, Toleranz und Nächstenliebe.

Unterschied, ob Sie Ihren Arbeitstag an der Supermarktkasse oder im Gelehrtenkreis der Universität verbringen: Wenn Sie sich dem Geistigen öffnen, öffnet sich das Geistige für Sie und führt Sie durch ein Reich von unvorstellbarer Weite und Schönheit.

Dabei ist jeder von uns schon in diesem schönen, paradiesischen Reich gewandelt, auch wenn es wahrscheinlich nur den wenigsten wirklich bewusst ist. Wissen Sie, wann das war? In Ihrer Kindheit! Kinder sind von Natur aus spirituell veranlagt, man kann auch sagen: begabt. Sie lassen sich begeistern, sie werden mitgerissen, sie sind mit allen Sinnen dabei, sie nehmen alles in sich auf und strahlen es wieder zurück. Wenn Sie Kinder beobachten – wie sie versunken sind in ihr Spiel, eintauchen in die Welt ihrer Märchen- und Sagenhelden, wie sie mit glänzenden Augen vor dem Weihnachtsbaum stehen, am Abend den Mond und die Sterne anstaunen, gebannt der Gutenachtgeschichte lauschen, jeden Stein umdrehen, um zu sehen, was darunter ist und jedes Blatt betasten, weil es sich so schön samten anfühlt ... Ja, dann erleben wir, wie Kinder auf vollkommen natürliche, unkomplizierte und selbstverständliche Weise Spiritualität leben, dass diese feine Geisteskraft in jeder Zelle ihres kleinen Organismus wirkt und ihnen viele kleine Glücksmomente beschert. Wir können nichts Besseres tun, als von Zeit zu Zeit die Erinnerungen an unsere Kindheit wieder wachzurufen und ein Stück weit nachzuspüren, wie wir damals gedacht und gefühlt haben. Das gibt uns die Möglichkeit, auch als Erwachsene wieder etwas von der Unbeschwertheit und Unvoreingenommenheit, der Begeisterung, der Freude und des Staunens zurückzuerlangen. Den Empfindungen also, die uns so viel Kraft, Erfüllung und Tiefe geben, die uns näher an die Natur, die Pflanzen, Tiere und Mitmenschen rücken, uns das Wunder der Schöpfung erfahren lassen und uns eine Ahnung vermitteln von etwas, das so viel größer ist als wir: von der Größe Gottes.

Die wunderbare Heilkraft der Meditation

Eine bewährte Methode, um spirituelle Erfahrungen zu sammeln, sein Bewusstsein zu erweitern und die Selbstheilungskräfte des Körpers und der Seele zu wecken, ist die Meditation.

Der Begriff stammt von dem lateinischen Wort *meditatio* = »das Nachdenken über« und wird auch in der Bedeutung »zur Mitte ausrichten« von lateinisch *medius* = »die Mitte« verwendet. Die Technik der inneren Sammlung und Konzentration blickt auf eine jahrtausendealte Tradition zurück und wird in vielen Kulturen praktiziert. Ihre religiösen Wurzeln hat die Meditation jedoch vor allem im fernöstlichen Raum, also besonders im Hinduismus, Buddhismus und Taoismus. Dort besitzt sie eine ähnliche Bedeutung wie das Gebet im Christentum.

Durch den Zustand wacher, aber sehr tiefer Stille können sich die Gedanken ordnen, und der Geist vermag zur Ruhe zu kommen. Wenn sich der Meditierende beispielsweise auf seinen eigenen, spürbaren Atem konzentriert und diesen in jeden Winkel seines Körpers fließen lässt, hat dies einen tiefenentspannenden Effekt, und unser Ruhenerv kann voll und ganz für uns da sein. Während der Meditation nehmen viele Menschen ihren Körper erstmals richtig wahr, Blockaden und Verspannungen können sich dadurch lösen, die Energie kann wieder frei fließen, was den Prozess der Selbstheilung in Gang setzt.

Dass Meditation und Gebet tief greifende Veränderungen im Organismus bewirken, geistige Neuorientierungsprozesse in Gang bringen und auf diese Weise auch die Sichtweisen der Menschen zu verändern vermögen, ist mittlerweile wissenschaftlich bewiesen. In einem Beitrag über das menschliche Gehirn in der *Frankfurter Allgemeinen Zeitung* vom 15. März 2008 wurden die Untersuchungen eines amerikanischen Forscherteams von der Harvard-Universität vorgestellt. Das Team der Gehirnforscherin Sara Lazar fand heraus, dass Meditation und Gebet Auswirkungen auf die Größe und die Aktivität des Gehirns haben. Die Wissenschaftlerin Lazar wurde dazu folgendermaßen zitiert: »Unsere Ergebnisse zeigen, dass Meditation Gebiete im menschlichen Hirn verändert, die für die kognitive und emotionale Verarbeitung und für das Wohlbefinden zuständig sind.« Ein ähnlich faszinierendes Ergebnis erbrachte eine Untersuchung aus demselben Jahr. In den USA wurden 16 tibetische Mönche, die auf eine lange Meditationspraxis zurückblickten, einer funktionellen Kernspintomografie unterzogen. Die Scans der Mönche zeigten, dass die Aktivität im limbischen System, dem Gehirnbereich, der – wie Sie ja bereits wissen – für die Verarbeitung von Emotionen zuständig ist, drastisch verändert war. Tibetische Meditation mache Menschen einfühlsamer, so die Schlussfolgerung der Forscher von der Universität Wisconsin in Madison. Die Meditierenden würden deutlich mehr positive Emotionen wie Güte und Mitgefühl entwickeln als Menschen ohne Meditationspraxis.

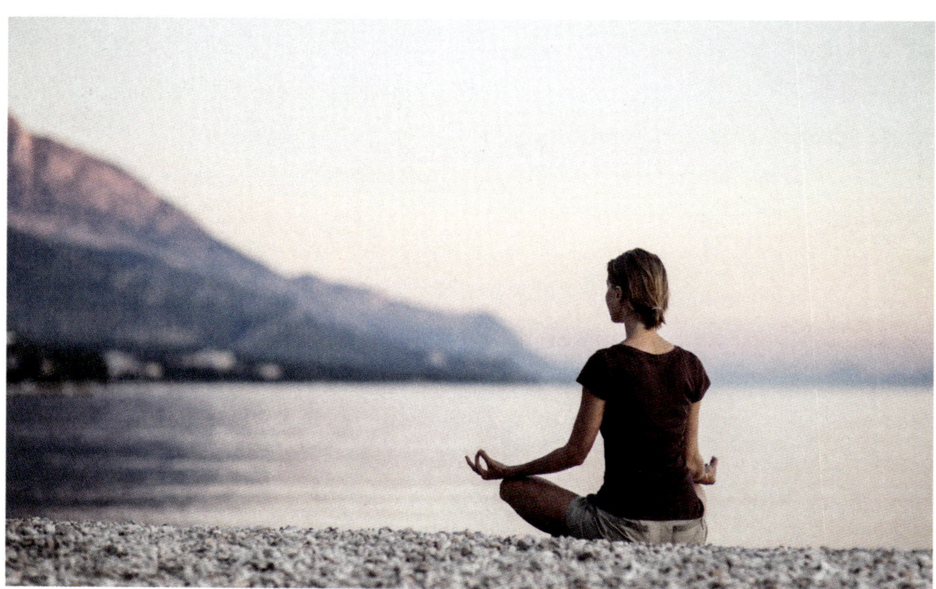

Dankbarkeit, Mitgefühl, Nächstenliebe – wichtige Werte unseres Seins

Auf den vorangegangenen Seiten haben Sie erfahren, dass Werte sowohl für ein praktiziertes spirituelles Leben von großer Bedeutung sind, aber auch im ganz persönlichen Bereich eine ausschlaggebende Rolle für unser Wohlbefinden und unsere Gesundheit spielen.

Was aber verstehen wir unter »Werten« eigentlich genau? Im Prinzip handelt es sich dabei um bestimmte Tugenden, die für die Herzensbildung von außerordentlicher Wichtigkeit sind. Ihr großer Einfluss auf die Ethik der Menschen und damit letztlich der ganzen Gesellschaft war den Philosophen zu allen Zeiten bekannt. Das Wort »Tugend« kommt in unserem modernen Sprachgebrauch nur noch selten vor. Es klingt irgendwie altmodisch, ja »uncool«, und scheint nicht mehr so recht in unsere hektische, kalte und oberflächliche Ellbogengesellschaft zu passen. So könnte man dann auch vermuten, dass viele, vor allem junge Menschen, mit diesem Begriff vielleicht eher Materielles – Geld, Autos, Reisen, Schmuck, Designerklamotten – verbinden. Doch weit gefehlt. In der großen Shell-Jugendstudie aus dem Jahr 2015 stellten die Autoren fest, dass materielle Werte wie Erfolg und hoher Lebensstandard bei der jungen Generation deutlich an Bedeutung verlieren. Wichtiger seien Toleranz, Freiheit, Nachhaltigkeit und Vielfalt. Die jungen Menschen seien pragmatisch, auf Sicherheit bedacht und suchten Geborgenheit bei Familie und Freunden. Zudem wollten sich viele von ihnen in die Politik einbringen und das politische Leben aktiv mitgestalten. Auf der Website der Bundesregierung wird Prof. Dr. Mathias Albert, der Leiter der 17. Shell-Jugendstudie, folgendermaßen zitiert: »Die junge Generation befindet sich im Aufbruch. Sie ist anspruchsvoll, will mitgestalten und neue Horizonte erschließen.«[2]

2 *https://www.bundesregierung.de/breg-de/aktuelles/generation-im-aufbruch-478696.*

Das stimmt optimistisch, denn von den Kindern und jungen Erwachsenen wird schlussendlich das Schicksal des gesamten Planeten abhängen; die gravierenden Fehler, die etwa im Bereich Klima- und Umweltpolitik gemacht wurden, können von ihnen, der Generation »Fridays for Future«, mit einem Bewusstsein von Nachhaltigkeit, Achtsamkeit und Respekt gegenüber der Natur wieder ausgeglichen werden.

Es ist ganz klar, ohne Werte können wir nicht wirklich gut existieren. Werte und Tugenden sind so etwas wie Spielregeln, die das Leben erleichtern, die uns Halt und Orientierung geben, uns vor Egoismus und Oberflächlichkeit bewahren und unser irdisches Dasein wärmer und gefühlvoller gestalten. Natürlich gibt es in dem umfassenden Wertekanon solche, die für uns persönlich besonders wichtig sind und andere, die keine so große Rolle spielen. Zudem unterliegen Tugenden und Werte auch modischen Schwankungen. Noch weit bis ins letzte Jahrhundert etwa galten Pflichterfüllung, Vaterlandsliebe oder Gehorsam als herausragende Tugenden. Heute jedoch spricht kaum noch jemand von ihnen.

Die große Kraft der Liebe

Einige Werte haben auf unsere seelische, geistige und körperliche Integrität einen ganz besonderen Einfluss. Es sind jene Herzensfähigkeiten, die im zwischenmenschlichen Bereich wirken, den emotionalen Austausch mit den Personen unseres Umfelds prägen und damit unser Beziehungsleben gestalten.

An erster Stelle steht hier die Liebe, das sicher erhabenste und mächtigste Gefühl, aber vielleicht auch das verletzlichste. Die Liebe zeigt sich in ganz unterschiedlichem Gewand: Es gibt beispielsweise die geschlechtliche Liebe eines Paares, die Liebe der Eltern zu ihrem Kind, die freundschaftliche Liebe, die Tierliebe, die Liebe zur Natur oder – als eine ethische Grundhaltung und im Zentrum des (Ur-)Christentums stehende Tugend – die Nächstenliebe. Wer einen anderen Menschen liebt, empfindet eine tiefe Zuneigung für ihn und fühlt sich mit ihm eng verbunden.

Diese Verbundenheit kann so innig und stark sein, dass sie als »überdimensionale Kraft« förmlich Raum und Zeit zu überwinden vermag und zu einer geistig-seelischen Verschmelzung der Liebenden führt. Wen wundert es, dass eine solch unglaubliche Energie in der Lage ist, den gesamten Körper zu umfassen und jede einzelne

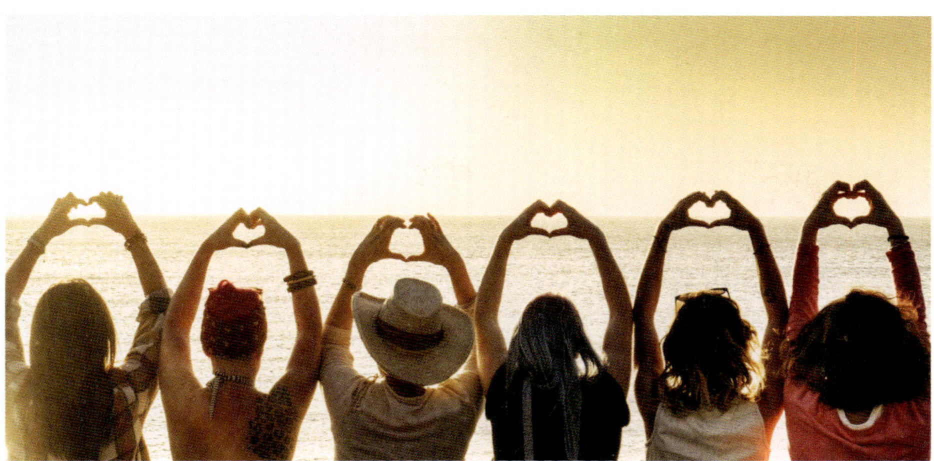

Zelle zu durchströmen? Und dass sie über Gesundheit und Krankheit zu entscheiden vermag, manchmal sogar über Leben und Tod! Denn – wir wissen es alle – Liebe kann auch krank machen, und zwar so sehr, dass man an ihr stirbt. Natürlich ist es nicht die Liebe selbst, die dieses Desaster anrichtet, sondern es sind die Enttäuschungen und Verletzungen, die entstehen, wenn ein Liebender erfahren muss, wie sich der andere von ihm abwendet, ihn missachtet oder betrügt. Die Seelenqual kann so groß sein, dass sich das ursprünglich positive Gefühl der Liebe in ein negatives wandelt und im schlimmsten Fall zu Hass wird. Am stärksten trifft uns der Giftpfeil der verletzten Liebe in der Paarbeziehung sowie in der Beziehung zwischen Familienmitgliedern, etwa Eltern und ihren Kindern. Doch auch unter Freunden und sogar Kollegen im Beruf können Enttäuschungen und Missachtungen, die im Zusammenhang mit geschenktem Vertrauen und Zuwendung stattfinden, erhebliche Schäden an Leib und Seele anrichten. Die Zahlen bezüglich der Zunahme von Mobbing-Opfern (s. Seite 60) belegen dies auf eindrückliche Weise.

Sehr bewegend ist, was der Psychiater David Servan-Schreiber in seinem Buch *Die Neue Medizin der Emotionen* zur Liebe als biologischem Grundbedürfnis schreibt: »Nichts ist für unser emotionales Gehirn so schwer zu verdauen wie ein Konflikt mit den Menschen in unserer unmittelbaren Umgebung. Ob wir wollen oder nicht, selbst ein Streit mit den Nachbarn – die doch schließlich ›Fremde‹ sind – kann uns so zusetzen, wie wenn jemand mit den Fingernägeln über eine Schiefertafel kratzt. Umgekehrt schmelzen wir dahin, wenn wir ein Kind sehen, das lächelnd die Hand des Va-

Der Wertekanon unseres Miteinanders

In den zwischenmenschlichen Beziehungen nimmt die Nächstenliebe eine zentrale Position ein. Sie umfasst die Fähigkeit, für andere da zu sein, ihnen zu helfen, sich zu sorgen, mitzufühlen sowie auch zu verzeihen und sich zu versöhnen. Die Nächstenliebe bildet das ethische Fundament der meisten Weltreligionen und ist im Christentum neben der Gottesliebe sogar oberstes Gebot.

Eine bedeutende Rolle im Umgang mit anderen Menschen spielen auch Respekt, Höflichkeit, Achtsamkeit, Gerechtigkeit, Toleranz und Offenheit. Wer diese Werte fest in sein Leben integriert, verfügt über die wichtige Fähigkeit der sozialen Kompetenz. Es ist die Fähigkeit, sich in einer Gruppe zurechtzufinden, mit den Mitmenschen gut umgehen und kommunizieren zu können, gemeinsame Ziele zu verfolgen, Probleme zu lösen und das Miteinander positiv zu gestalten.

ters ergreift und sagt: ›Papa, ich hab dich lieb‹. Oder wenn eine Frau auf dem Sterbebett ihren Ehemann anschaut und ihm leise sagt: ›Ich war sehr glücklich mit dir. Ich bereue nichts. Ich kann in Frieden gehen. Und wenn du spürst, wie der Wind über dein Gesicht streicht, dann denke daran, dass ich es bin, dass ich dich streichle.‹ Oder wenn ein Flüchtling den Arzt einer Hilfsorganisation umarmt und zu ihm sagt: ›Der Himmel hat Sie geschickt. Ich hatte so schreckliche Angst, und Sie haben meine Tochter gerettet!‹«

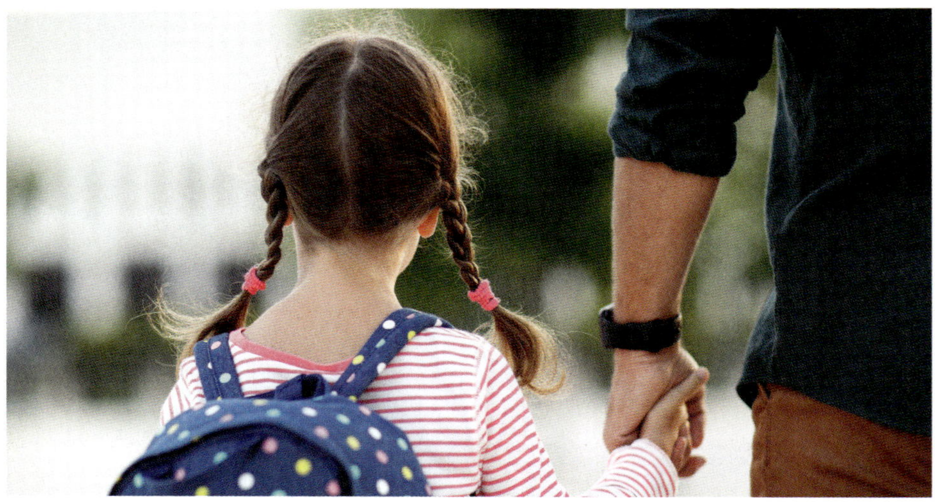

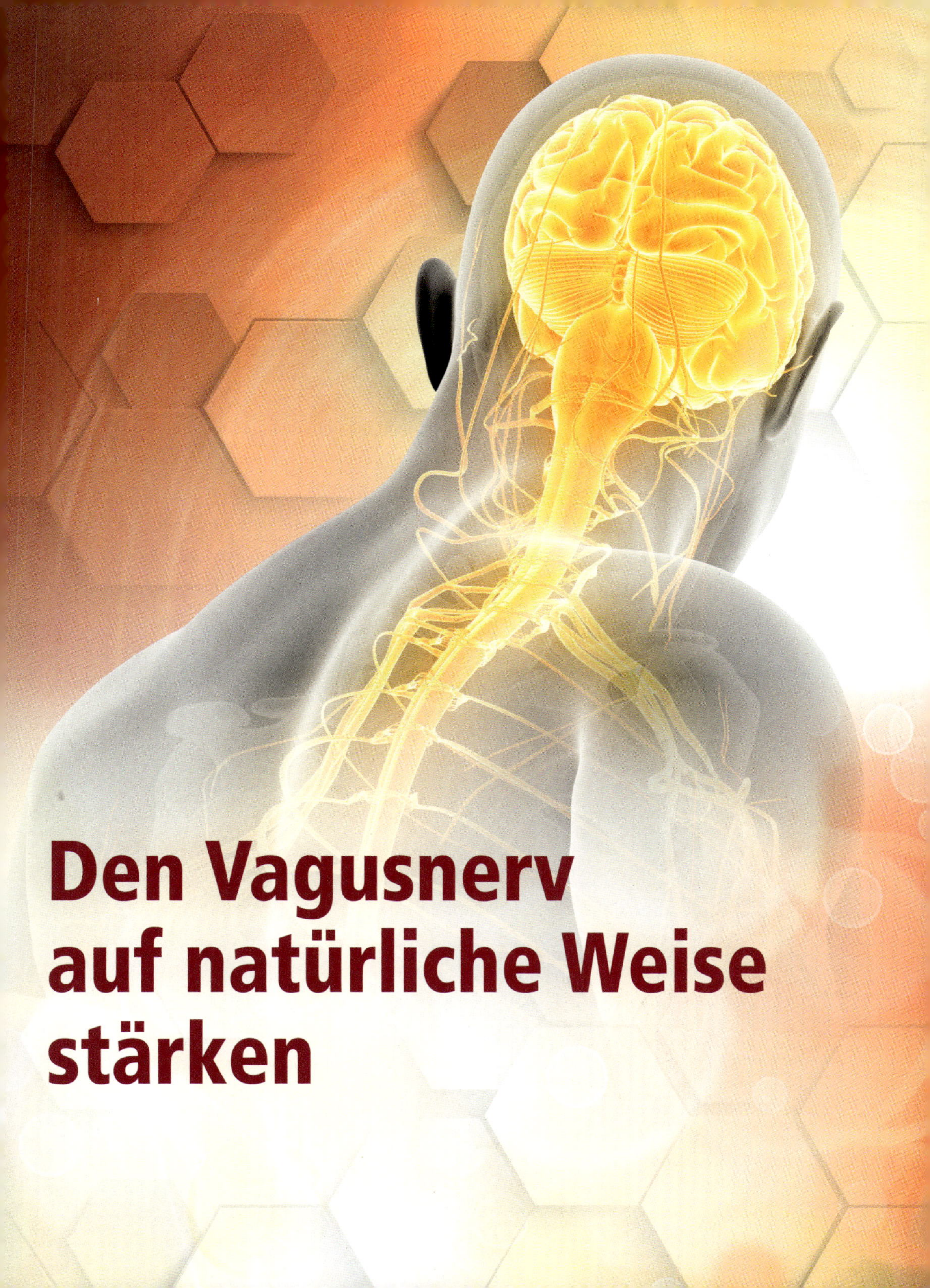
Den Vagusnerv
auf natürliche Weise
stärken

Ob über Ernährung oder Bewegung, über die zirkadianen Rhythmen, Entspannungsübungen oder naturheilkundliche Anwendungen: Es gibt zahlreiche Möglichkeiten, unseren Vagusnerv zu trainieren – und das auf sanfte und natürliche Weise.

Essen Sie gesund und mit Genuss

Wie eng der Vagusnerv mit unserem »Bauchgehirn« verbunden ist und damit mit allem, was mit Verdauung zu tun hat, wissen Sie aus den vorangegangenen Kapiteln. Daher spielt auch die Ernährung eine zentrale Rolle, um eine gesunde Verdauungsfunktion zu gewährleisten. Schon allein deshalb sollten Sie Ihrer täglichen Kost mehr Zeit und Aufmerksamkeit schenken. Wer sich optimal ernährt, hat den Schlüssel für Gesundheit und Wohlbefinden in der Hand. Nahrungsmittel sind nämlich Heilmittel und extrem wichtig für die Lebenskraft. Aber es kommt auf die richtige Mischung und Menge an! Hier die wichtigsten Tipps:

- ✔ Essen Sie Frischkost nach dem »Ampelprinzip«. Das heißt, es sollte jeden Tag rotes, gelbes und grünes Gemüse und Obst auf dem Teller sein. Das gibt Ihnen die Garantie, alle wertvollen Biostoffe zu erhalten, die Ihr Körper braucht. Zum Beispiel Chlorophyll in grünen Salaten, das die Bildung roter Blutkörperchen fördert, angeschlagene Zellen repariert und die Durchblutung in den feinen Kapillaren fördert. Oder Carotinoide aus gelben und roten Gemüse- und Fruchtsorten wie Karotten, Kürbis oder Erdbeeren. Carotinoide halten radikale Sauerstoffmoleküle fern, die das Altern beschleunigen, und schützen vor allem die Haut vor schädlichen Umwelteinflüssen. Der echte Kick fürs Immunsystem steckt in Zwiebel und Knoblauch: Allicin. Dieser Pflanzenwirkstoff bringt die Abwehrzellen auf Trab

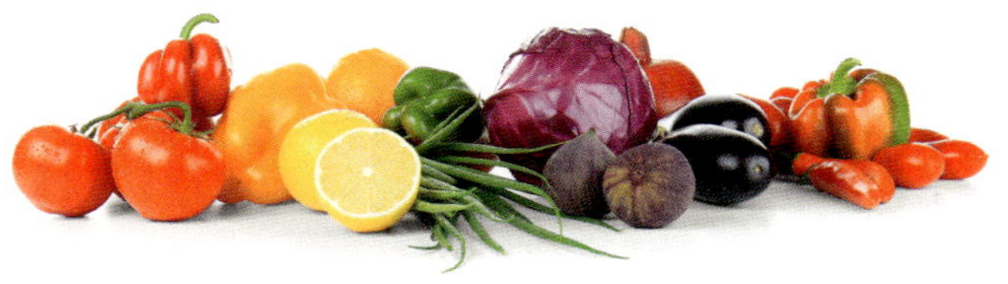

und sorgt dafür, dass gefährliche Bakterien und Viren schneller abgetötet werden. Für gute Laune sorgen Ananas, Avocado, Banane und Papaya: In ihnen steckt der Botenstoff Serotonin, der Ihre Stimmung hebt und Sie strahlen lässt.

- ✔ Bauen Sie darüber hinaus auf Eiweiß! Protein ist ein echtes Powermolekül; Ihr Körper braucht es überall: in den Muskeln, im Immunsystem, im Hormonstoffwechsel, im Gehirn. Eiweiß besteht aus wertvollen Einzelbausteinen, den Aminosäuren. Die Aminosäure Tryptophan zum Beispiel ist ein wichtiger Grundstoff für das Gute-Laune-Hormon Serotonin; Methionin kurbelt die Körperabwehr an; Isoleucin verbessert Ihr Gedächtnis und lässt Sie schneller denken (für weitere Funktionen von Eiweißstoffen s. unten). Wenn täglich 50 bis 100 Gramm Protein zu Ihren Körperzellen fluten, sind Sie bestens versorgt und laufen auf Hochtouren. Aber: Essen Sie keinen fetten Braten oder Wurst, sondern mageres Fleisch, Geflügel oder Fisch. Auch top für den Proteinspiegel: pflanzliches Eiweiß aus Hülsenfrüchten wie Bohnen oder Linsen.
- ✔ Setzen Sie auf Spurenelemente. Diese Stoffe zirkulieren in Ihrem Organismus in nur ganz kleinen Mengen, aber mit ganz großer Wirkung. Zink beispielsweise, in Fisch und Meeresfrüchten reichlich enthalten, macht die Abwehr mobil. Auch der Bedarf an Jod wird mit dem regelmäßigen Verzehr an Meeresdelikatessen gedeckt; das Spurenelement benötigt Ihre Schilddrüse für die Produktion lebenswichtiger Hormone. Für Schwangere ist eine ausreichende Jodversorgung besonders wichtig, weil das Ungeborene das Spurenelement für Wachstum und Entwicklung braucht. Auch Selen und Chrom dürfen im Organismus nicht fehlen: Selen wehrt zusammen mit Betacarotinoiden und den Vitaminen E und C freie Radikale ab; Chrom unterstützt die Bildung wichtiger Junghormone wie DHEA.
- ✔ Stärken Sie Ihren Darm mit Ballaststoffen: Die unverdaulichen Stoffe, die im Darm wichtige Helfer sind, indem sie etwa den Darmbakterien als Futter dienen, die Beweglichkeit des Darms verbessern und so die Passage des Darminhalts beschleunigen, finden sich in Obst und Gemüse. Aber auch Leinsamen oder Weizenkleie sowie Vollkornprodukte liefern wertvolle Ballaststoffe, die in Ihrer täglichen Nahrung nicht fehlen sollten. Klappt die Verdau-

ung gut, fühlt sich Ihr Bauchgehirn wohl. Und das wird über die aufsteigenden Fasern des Vagusnervs umgehend ans Gehirn gemeldet, das Ihnen dieses Wohlgefühl dann bewusst macht. So können Ballaststoffe, die kleinen Helfer aus Pflanzennahrung, große Wirkung erzielen!

- ✔ Bleiben Sie immer an der Quelle – und nehmen Sie jeden Tag mindestens 2–3 Liter Flüssigkeit auf, am besten in Form von Mineralwasser, verdünnten Fruchtsäften oder Heilkräutertees. Das kostbare Nass hält Haut und Bindegewebe geschmeidig, bringt das Blut gut zum Fließen, schwemmt Schlackenstoffe aus und regt den Kreislauf an.

Gesunde Ernährung fängt beim Einkauf an

Nahrung ist die beste Medizin. Doch sollten Sie Ihre Lebensmittel mit Sorgfalt auswählen sowie auf gute Qualität und Frische achten. Am besten kaufen Sie so oft wie möglich Gemüse, Obst und Vollkornprodukte aus biologischem Anbau. Auch Milchprodukte, Eier sowie Fisch, Fleisch- und Wurstwaren aus Biozucht sind immer häufiger auf dem Lebensmittelmarkt zu finden, und das zu einem gar nicht so viel höheren Preis als herkömmliche Waren.

Warum bieten Bioprodukte so viel mehr Vorteile? Zum einen enthalten Obst, Gemüse und Salat aus Bioanbau zumeist viel mehr Vitamine, Mineralstoffe, Spurenelemente und andere wertvolle Vitalstoffe, weil ihnen mehr Zeit fürs Wachsen und Reifen gegeben wird. Zum anderen beinhalten sie keine Pestizide und andere Schadstoffe, da in ökologischen Betrieben und Bauernhöfen grundsätzlich auf diese Art der Schädlingsbekämpfung verzichtet wird. Das macht Ihre pflanzliche Nahrung nicht nur viel gesünder, sondern schont gleichzeitig auch die Umwelt. Mit tierischen Lebensmitteln verhält es sich ebenso. Zahlreiche Untersuchungen haben gezeigt, dass ein Schnitzel vom Bio-Metzger viel saftiger und gehaltvoller ist sowie auch nach dem Braten noch viel mehr Substanz hat als Fleisch aus Massentierhaltung. Diese Fleischstücke schnurren in der Pfanne nämlich oft regelrecht zusammen und sind darüber hinaus häufig trocken und zäh. Auch Fisch, beispielsweise Lachs, aus Biozucht zu kaufen, ist zwar tatsächlich etwas teurer, macht sich aber langfristig bezahlt. Denn Sie erhalten auf diese Weise ein ausgesprochen gesundes und wertvolles Lebensmittel und tragen zudem noch zum Umwelt- und Tierschutz bei.

Wenn weniger mehr ist – Multitalent Intervallfasten

Der neue Trend in der Ernährungslehre lautet: Nahrungskarenz! Schon eine Nahrungskarenz von 12 oder 15 Stunden bewirkt Großartiges im Körper: Stoffwechsel und Verdauung werden angekurbelt, die Organe einer natürlichen Reinigung und Entgiftung unterzogen. Sie tanken von Kopf bis Fuß neue Energie und Ihr vegetatives Nervensystem samt Nervus vagus reguliert sich gleich mit!

In vielen Kulturen und Religionen auf der ganzen Welt gilt der zeitweise Nahrungsentzug als wohltuend und gesund – für den Körper wie auch die Seele. Nach neuesten wissenschaftlichen Erkenntnissen müssen wir uns aber gar nicht aufwendigen und oft nicht alltagstauglichen Fastenkuren unterziehen. Studien haben gezeigt, dass schon bei kürzeren Nahrungspausen viele heilsame Prozesse im Organismus angestoßen werden. Ein weiterer Effekt: Kann der Körper nicht auf Nahrungsstoffe zugreifen, greift er auf Fettreserven zurück. So helfen Nahrungspausen nicht nur zur Reinigung und Entschlackung, sie lassen zudem auch die Pfunde purzeln! Und das

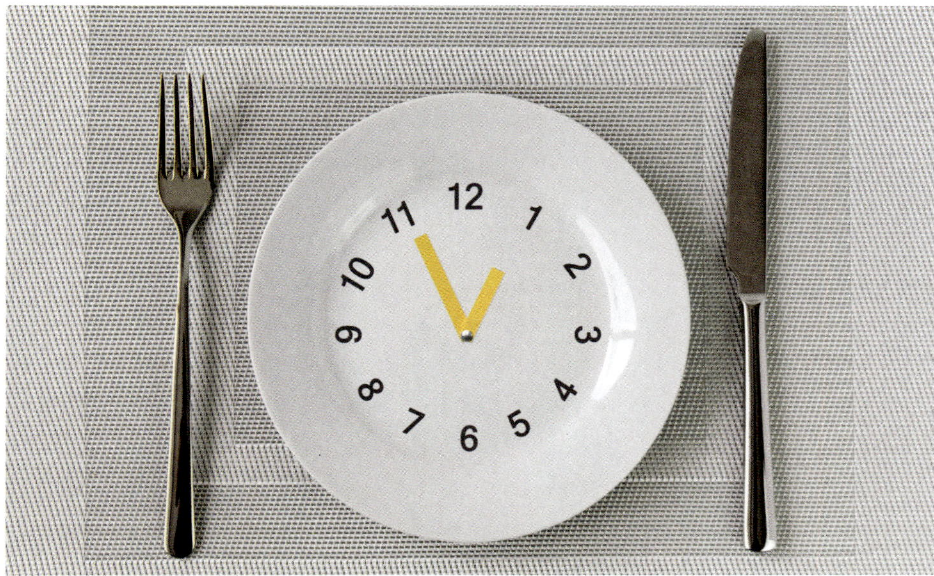

ist heute wichtiger denn je. Denn Fakt ist: Wir werden nicht nur immer dicker, sondern die gesundheitlichen Probleme durch falsche Ernährung mit zu viel Zucker, Fett und sogenannten »leeren« Kalorien überrollen uns. Kurz: Die westlichen Gesellschaften steuern geradewegs auf eine Ernährungskatastrophe von ungeheurem Ausmaß zu. Und das nicht etwa, weil wir, wie in vielen Teilen der Welt, Hunger leiden müssten, sondern weil wir zu viel vom Falschen zur falschen Zeit essen. Massive Zivilisationsbeschwerden und chronisch degenerative Erkrankungen sind die Folge. Dabei stand uns noch nie so viel Wissen über gesunde Ernährung zur Verfügung wie auch die Möglichkeiten, dieses umzusetzen und selbstverantwortlich für unsere Gesundheit zu handeln.

Zauberschlüssel für den Fastenerfolg: der freiwillige Verzicht!

Fasten und Nahrungspausen haben mit Hungern nichts zu tun. Der Unterschied: Bei anhaltendem Hunger wird vom Gehirn eine Reihe von Stresshormonen ausgeschüttet, die zu psychischem Stress und innerer Unruhe führen. Gleichzeitig werden jedoch auch stimmungsaufhellende Hormone gebildet, vor allem das Ghrelin und das Serotonin. Obwohl Fasten für den Körper physiologisch die gleichen Auswirkungen hat wie Hungern, entfällt in diesem Fall der psychische Stress. Im Klartext: Entscheiden wir uns ganz bewusst für den Nahrungsverzicht, werden wesentlich mehr Endorphine als Stresshormone gebildet, die aufgrund des verlangsamten Stoffwechsels lange im Blut zirkulieren. Diese wirken als körpereigene Opioide und können einen leichten Rauschzustand erzeugen, der bis zu euphorischen Zuständen reicht. Die Erhöhung dieser Opioide hat auf den Körper, aber auch auf Geist und Seele große Auswirkungen. Diese Substanzen werden vom Körper in ganz natürlicher Dosis gebildet. Sie können Schmerzen lindern, Energie spenden, glücklich und ausgeglichen machen, das Herz und den Magen beruhigen und sicher noch viel mehr. Die Wissenschaft ist hier tatsächlich erst am Anfang der Erforschung und wird gewiss noch vieles an Erkenntnis zutage fördern. Interessant ist, dass praktisch allen Kulturen, sogar den Kulturen, die weit über 3000 Jahre in die Geschichte zurückreichen, dieses Fastenphänomen bekannt war. Und deshalb haben auch Menschen aller Kulturen und Zeiten Nahrungskarenzen intuitiv genutzt, um sich zu regenerieren, zu verjüngen, zu stärken – körperlich, seelisch und geistig. Der freiwillige Verzicht auf Nahrung aktiviert die Serotoninachse, harmonisiert das vegetative Nervensystem und lässt uns ein bisschen auf Wolke sieben schweben.

So gelingt die Nahrungskarenz im Alltag

Nahrungspausen können auf verschiedene Weise und stufenweise durchgeführt werden. Der einfachste Schritt, eine Nahrungspause einzulegen, besteht im Verzicht auf einzelne Lebensmittel, die Sie ansonsten gerne und in größeren Mengen essen. Für den Anfang können Sie einfach eine andere Geschmacksrichtung ausprobieren. Der Mensch ist ein Gewohnheitstier. Oft werden bestimmte Nahrungsmittel aus Bequemlichkeit gekauft und gegessen. Ob diese Dauerbrenner einem nun guttun oder nicht, merkt man üblicherweise nicht oder nur schleichend. Durch Vielfalt auf unserem Einkaufszettel können wir die wunderbare Welt des Geschmacks neu entdecken und uns auf eine interessante kulinarische Reise begeben. Hochwertigere Lebensmittel haben zwar ihren – berechtigten – Preis, wer aber ein wenig kreativ und findig ist, der wird auch hier nicht allzu tief in den Geldbeutel greifen müssen. Kaufen Sie also mit Fantasie und offenen Augen ein. Oft sind es nur kleine Veränderungen, wie zum Beispiel einmal einen anderen Laden als den herkömmlichen Supermarkt aufsuchen oder gleich auf den Markt gehen. Übrigens: Bauernmärkte gibt es nicht nur auf dem Land, sondern inzwischen schon fast in jeder Großstadt, zumindest aber am Stadtrand. Lassen Sie sich inspirieren – von Gewürzen und Gerüchen und vertrauen Sie Ihrer Nase.

Sind Sie leidenschaftlicher Brotesser? Ein guter Ansatz für die Umstellung, denn es muss nicht immer Brot sein. Es gibt so viele Grundnahrungsmittel, die Ihre Küche bereichern können. Brot ist leider allgegenwärtig, da es praktisch überall angeboten wird. Besonders dort, wo schnell gegessen wird und Menschen sich auf andere Dinge konzentrieren, wie beispielsweise in Einkaufspassagen, am Bahnhof etc. Die Brotmahlzeit für zwischendurch erweist sich aber als nicht unbedeutender Kalorienträger. Wer im Restaurant hungrig auf sein Essen wartet, sollte den gereichten Brotkorb besser zurückgeben. Bestellen Sie stattdessen eine Flasche Wasser. Wer vor dem Essen Wasser trinkt, verspürt ein geringeres Hungergefühl.

Wenn Sie das nächste Mal Erledigungen machen oder eine Reise unternehmen, dann bereiten Sie sich einfach auf den Zwischenhunger vor und nehmen gegebenenfalls etwas aus der eigenen Küche mit. Das können Obststücke oder auch ein paar Gemüsestangen sein. Für diejenigen, die anfangs nicht auf Getreide verzichten möchten, gibt es Alternativen wie zum Beispiel Reiswaffeln.

Gesunde Ernährung: Achten Sie auf die Auswahl

Weniger essen bedeutet vor allem auch, gezielt die richtigen Lebensmittel auszuwählen, also bewusster zu essen, langsamer zu essen, intensiver zu kauen und auf diese Weise mit weniger Nahrung genauso satt zu werden wie Menschen, die in kurzer Zeit größere Mengen zu sich nehmen.

Die Lebensmittelindustrie weiß sehr genau, worauf es ankommt und verführt uns mit allen erdenklichen Tricks. Appetitlich und schön anzusehen, in ansprechenden Verpackungen – so wird suggeriert, dass wir die häufig viel zu fetten oder zu süßen und mit Zusatzstoffen versetzten Speisen und Getränke unbedingt brauchen. So essen wir Aromen statt echter Früchte, künstlichen Käse, mit Hormonen vollgepumptes Fleisch und Geflügel oder Fertigspeisen mit unzähligen Geschmacksverstärkern. Hauptsache, es sieht lecker aus und ist billig.

Doch Sie haben die Wahl. Machen Sie aus Ihrem Einkauf keine Jagd nach Sonderangeboten, sondern ein echtes Erlebnis für die Sinne. Zum Beispiel, indem Sie auf den Markt gehen und dort frische unverarbeitete Nahrungsmittel kaufen und sich nach Gewürzen und Kräutern umsehen. Vielleicht können Sie den Marktbesuch auch einfach mit einem Fahrradausflug verbinden. Dann schlagen Sie gleich zwei Fliegen mit einer Klappe: Bewegung und gesunde Kost.

Optimal gerüstet fürs Intervallfasten

Noch einmal zur Erinnerung: Nahrungspausen sind weder tagelanges Hungern noch Nulldiät und erfordern auch keine aufwendigen Vorbereitungen wie etwa eine klassische Fastenkur. Stattdessen verordnen wir uns selbst in Intervallen eine Pause von der Nahrungsaufnahme. Dabei muss nur auf genügend Flüssigkeitszufuhr geachtet werden. Am Tag vor einer abendlichen Nahrungspause oder einem weiteren

Fastentag sollte nur leichte Kost wie etwa Früchte, Gemüsegerichte, Salate mit Sprossen, Vollkorntoast mit Hummus (Kichererbsenpüree), Pellkartoffeln mit Magerquark auf dem Speisezettel stehen. Schwer verdauliche Gerichte sind dagegen nicht empfehlenswert. Nach 18:00 Uhr sollte keine feste Nahrung mehr konsumiert werden.

Diese Form des Kurzzeitfastens nennt sich Dinner-Cancelling. Die abendliche Nahrungspause entfaltet eine gute Wirkung auf das hormonelle Gleichgewicht. Dinner-Cancelling regt die nächtliche Hormonausschüttung von Somatropin und Melatonin an. Somatropin hilft beim Aufbau der Muskelmasse und baut Fettgewebe ab, stimuliert die Immunabwehr, verbessert das Gedächtnis, strafft Haut und Bindegewebe und fördert den Schlaf. Melatonin senkt die Körpertemperatur, der Organismus läuft auf Sparflamme, die Zellen teilen sich langsamer und der Alterungsprozess wird gebremst. Darüber hinaus regelt Melatonin den Schlaf-wach-Rhythmus. Mit zunehmendem Alter sinkt die Ausschüttung von Somatropin und Melatonin. Mit Dinner-Cancelling wird die Produktion der beiden Hormone wieder angekurbelt.

Falls Sie das Fasten auf den nächsten Tag ausdehnen möchten, sind frisch gepresste Obstsäfte der ideale Start am Morgen. Zudem ist grüner Tee bestens als Morgengetränk geeignet. Grüner Tee ist reich an sehr gesunden, stoffwechselfördernden Inhaltsstoffen und wirkt belebend. Am Nachmittag ist dann Zeit für einen frisch gepressten Gemüsesaft, zum Beispiel aus Gurke, Staudensellerie, jungem Spinat und Blattsalaten. Auch Rote Bete, Karotten und Brokkoli eignen sich bestens für einen frischen Gemüsedrink.

Der Auswahl und der Fantasie in dieser Zusammenstellung sind hier keine Grenzen gesetzt. Wenn Sie sich ganz viel Gutes tun wollen, können Sie Ihrem Gemüsesaft noch Wildkräuter wie Brennnessel, Löwenzahn oder roten Sauerampfer beigeben. Diese Wildkräuter enthalten reichlich Mineralstoffe, Vitamine und sekundäre Pflanzenwirkstoffe und sind auf diese Weise ganz besonders geeignet, Ihre Kraftreserven aufzufüllen und Ihren Organismus mit neuer Energie und Lebensfreude zu betanken.

Welcher Rhythmus fürs Kurzzeitfasten?

Zu Anfang werden Sie sich vielleicht noch nicht an eine längerfristige Nahrungspause herantrauen.

- ✔ In diesem Fall gelingt Ihnen der Einstieg, wenn Sie zunächst auf die Zwischenmahlzeiten und Snacks verzichten. Zwischen den Mahlzeiten sollten mindestens 4 Stunden Pause liegen.
- ✔ Dann die Pausen auf 8 Stunden ausweiten, beispielsweise von 12:00 Uhr mittags bis zum Abend.
- ✔ Später wird die Nahrungskarenz dann auf 14 Stunden erweitert. Das bedeutet, nach 8 Stunden Nachtschlaf ist das meiste schon geschafft. Nun noch das Frühstück etwas hinausgezögert, etwa statt 8:00 Uhr erst um 10:00 Uhr morgens, und schon ist das Intervall von 14 Stunden gemeistert. Hört sich doch gar nicht so schlimm an, oder?
- ✔ Sind Sie so weit gekommen, ist die 16:8-Methode – 8 Stunden, in denen Sie ein oder zwei Mahlzeiten zu sich nehmen können, 16 Stunden Pause – fast schon ein Kinderspiel.
- ✔ Danach können Sie das Fasten auf einen ganzen Tag ausweiten. Das Endziel bei diesem Modell kann das Verhältnis 2:1 sein – zwei Tage, in denen Sie Mahlzeiten zu sich nehmen, dann einen Tag fasten.

Ob Sie sich nun für stundenweises Fasten entscheiden oder sich schon an ein tageweises Fasten herantrauen, positive Ergebnisse werden nicht lange auf sich warten lassen. Wie gut Nahrungspausen auch bei schwer Übergewichtigen funktionieren, untersuchte das Aston Research Centre for Healthy Aging (ARCHA) und die School of Life & Health Sciences an der Aston University in Birmingham im Jahr 2012. Dort verbesserten Übergewichtige, die bisher jeder Therapie und jeder Ernährungsumstellung trotzten, mit Intervallfasten ihren Blutdruck, Blutzuckerspiegel, Insulinspiegel und die Insulinsensitivität. Die Erfolge kamen einer Reduktionsdiät von 6000 kcal täglich über längere Zeit gleich, mit dem Unterschied, dass es den Probanden viel besser gelang durchzuhalten als bei der klassischen Reduktionsdiät.

Tipps und Tricks: für eine gute Ernährung, gegen den plötzlichen (Heiß-)Hunger

Der allerwichtigste Tipp: Bitte versuchen Sie, Ihre Ernährung jeden Tag auf Basis von Gemüse und Obst zusammenzustellen. Das kann sogar richtig Spaß machen! In Schulen wird dies beispielsweise schon geübt. Die Kleinen erhalten kostenlose Obstkörbe mit Bananen und Äpfeln und haben eine Riesenfreude daran, die Früchte zu konsumieren – alle gemeinsam im Pausenhof!

Bitte versuchen Sie, nicht in die Fett- und Zuckerfalle zu tappen. Es ist geradezu unheimlich, mit welchen Tricks uns die Industrie verführen möchte und mit Ketchup und Co. zu locken versucht. Wohin? Natürlich in die Falle der Appetit- und

Die vielen Vorzüge von Nahrungspausen

- Periodische Nahrungskarenzen schützen die Gefäße vor Arteriosklerose, entlasten das Herz und senken den Blutdruck.
- Der Stoffwechsel wird angeregt, Leber, Gallenblase und Nieren arbeiten effizienter, um die Entgiftungs- und Ausscheidungsfunktionen zu gewährleisten, Blutzucker, Blutfette und andere Stoffwechselparameter wie etwa die Harnsäure normalisieren sich.
- Eine reduzierte Nahrungszufuhr entlastet den Darm und führt zu einer Regeneration der Darmschleimhaut. Der Darm als zentrales Verdauungsorgan kann dann wieder optimal Nahrungsbausteine aufnehmen und verwerten sowie seine wichtigen Immunfunktionen wahrnehmen.
- Kostverzicht tut auch dem Gehirn und den Nerven gut. In Kombination mit einer ausgeglichenen Lebensweise und einem geregelten Schlaf-wach-Rhythmus verbessern sich die Schlafqualität sowie die Konzentrations- und Leistungsfähigkeit am Tag.
- Bewusste Ernährung und Nahrungskarenzzeiten wirken sich unmittelbar auf unser Erbgut in den Zellkernen aus. Studien haben ergeben, dass sich die Chromosomenenden vor dem Abbau und Zellen so vor dem vorzeitigen Tod bewahren lassen. Das Risiko für eine Zell-Entartung und Krebsentstehung lässt sich durch einen verbesserten Zellschutz vor freien Radikalen senken.
- Nicht zuletzt verhilft eine zeitweilige Nahrungskarenz in Kombination mit einer regelmäßigen körperlichen Bewegung zu einer schlanken Figur, zu körperlichem Wohlbefinden sowie zu seelisch-geistiger Vitalität und Frische.

Geschmacksverstärker! Nahrungspausen helfen hier, dem »Vereinnahmungssystem« etwas entgegenzusetzen. Dadurch lernen wir, wieder auf unsere eigenen Bedürfnisse zu vertrauen – und auch auf unsere Instinkte, die uns sagen: Das tut uns gut, das andere nicht.

Nehmen Sie Abschied vom kleinen Snack zwischendurch, dem Popcornfuttern im Kino, dem Knabberzeug beim Netflix-Abend. Brauchen Sie das wirklich? Nein, natürlich nicht! Jeder kann ganz ohne Popcorn einen *Star-Wars*-Film in seiner ganzen Magie genießen, und jeder von uns kann den Fernseher einschalten, ohne sich gleich mit der Chipstüte zu bewaffnen.

Es sind die kleinen Momente des Lebens, die Sie stark machen, die Ihnen Kraft geben und das scheinbar Unmögliche ermöglichen. Und mit denen es ganz bewusst umzugehen gilt. Es hört sich geradezu paradox an: Der bewusste freiwillige Verzicht, die bewusste freiwillige Abkehr – hier von Nahrungsaufnahme und der damit verbundenen Befriedigung – eröffnen neue Räume und lassen Sie den Hunger alsbald vergessen, sobald Sie diese Ebene erreicht haben. Es ist wirklich nicht schwer! Fangen Sie mit 4 Stunden Nahrungskarenz an, steigern Sie auf 8, dann 12! Hören Sie in sich hinein. Was macht das mit Ihnen? Gehen Sie ein Stück weiter. 14, 15, 16 Stunden ... Sie werden merken, dass sich Ihr Körper gleich viel leichter anfühlt, Ihr Geist ein wenig zu schweben beginnt. Das ist der richtige Pfad, auf dem Sie bestimmt ganz persönliche und großartige Erfahrungen machen. Bleiben Sie dort! Auf diesem, Ihrem Pfad!

Bewegung macht fit und hält gesund

Wer seine Muskeln kräftigt, seine Ausdauer trainiert und seine Beweglichkeit verbessert, tut sich sehr viel Gutes. Denn mittlerweile ist hinlänglich bekannt, dass kontinuierliche körperliche Aktivität den Organismus leistungsfähiger macht und in ganz besonderem Maße für ein Gleichgewicht und eine Ausgeglichenheit im vegetativen Nervensystem sorgt. Sport hat – vorausgesetzt, Sie überfordern sich nicht – einen hohen Nutzen für Ihre körperliche und seelische Gesundheit:

Muskelaufbau: Regelmäßiges Training ist reines Kraftfutter für die Muskulatur. In den Muskelzellen bilden sich neue Mitochondrien, winzige Energiekraftwerke, die den Sauerstoff verarbeiten. Daraufhin wachsen mehr Muskelfasern, und der Muskelquerschnitt vergrößert sich.

Fettabbau: Parallel zum Muskelaufbau baut der Körper Fett ab. Für Menschen mit Übergewicht ist Sport daher bestens geeignet, um überschüssige Pfunde loszuwerden und das Gewicht zu normalisieren. Das tut dann auch dem Rücken und den Gelenken gut, die durch Übergewicht belastet werden.

Rückentraining: Körperliche Bewegung ist eine der wichtigsten Maßnahmen, um Haltungsschäden, Bandscheibenabnutzungen, Schmerzen und Bewegungseinschränkungen vorzubeugen und den Rücken zu stärken.

Kreislaufanregung: Sport bringt Herz und Gefäße richtig in Schwung. Die Durchblutung wird angekurbelt, das Blut strömt besser durch die Adern und bis in die Kapillaren, die feinen Haargefäße, hinein. Regelmäßiges Training fördert die Bildung neuer Kapillaren, verringert den Strömungswiderstand in den Blutbahnen und senkt so den Blutdruck. Außerdem arbeitet das Herz viel ökonomischer; es schlägt langsamer und erbringt sogar mehr Pumpleistung.

Knochenkräftigung: Körperliche Bewegung ist die wichtigste Maßnahme, um den Knochenaufbau zu fördern und den -abbau zu verhindern. Auf diese Weise kann Sport wirksam vor der gefürchteten Osteoporose schützen – dem Knochenschwund, der vor allem Frauen nach den Wechseljahren mit Schmerzen und Gebrechlichkeit zu schaffen machen kann.

Schlafregulierung: Jeder Vierte ist hierzulande von Schlafstörungen geplagt. Doch es gibt ein hochwirksames und absolut nebenwirkungsfreies Schlafmittel! Wissenschaftliche Untersuchungen haben ergeben, dass regelmäßige körperliche Bewegung von nur 30 Minuten täglich die Sauerstoffaufnahme im Schlafzentrum des Gehirns verbessert und zudem noch die Körpertemperatur um einige Zehntel Grad Celsius hebt. Die Folge: Sie fühlen sich angenehm müde und können leichter einschlafen.

Immunstimulation: Sport weckt die körpereigenen Abwehrtruppen. Das Immunsystem produziert wesentlich mehr Killerzellen, die Krankheitserreger in Schach halten und den Organismus vor Infekten schützen. Zahlreiche Untersuchungen haben gezeigt: Wer in der Woche 2 bis 3 Stunden trainiert, kann seine Immunzellen im Blut um ein Vielfaches erhöhen und sich so wirksam Krankheiten vom Hals halten!

Konzentrationssteigerung: Bewegungsübungen bringen die grauen Zellen auf Trab. Eine amerikanische Studie zeigte, dass Konzentration, Denkleistung und die Fähigkeit, Entscheidungen zu treffen, steigen, wenn man dreimal in der Woche für 30 bis 45 Minuten läuft. Warum? Weil durch die verbesserte Blutzirkulation wesentlich mehr Sauerstoff und Glukose ins Gehirn gelangen – beide essenzielle Moleküle für eine gute Nerventätigkeit und mentale Kraft.

Stärkung des Selbstwertgefühls: Eine aufrechte Haltung bewirkt einen aufrechten Geist. Wer sich sportlich betätigt, fühlt sich sicherer in seinem Körper und erlangt mehr Selbstbewusstsein. Außerdem macht Sport zufriedener, glücklicher und ausgeglichener. Menschen, die sich viel bewegen, haben nämlich einen höheren Pegel an

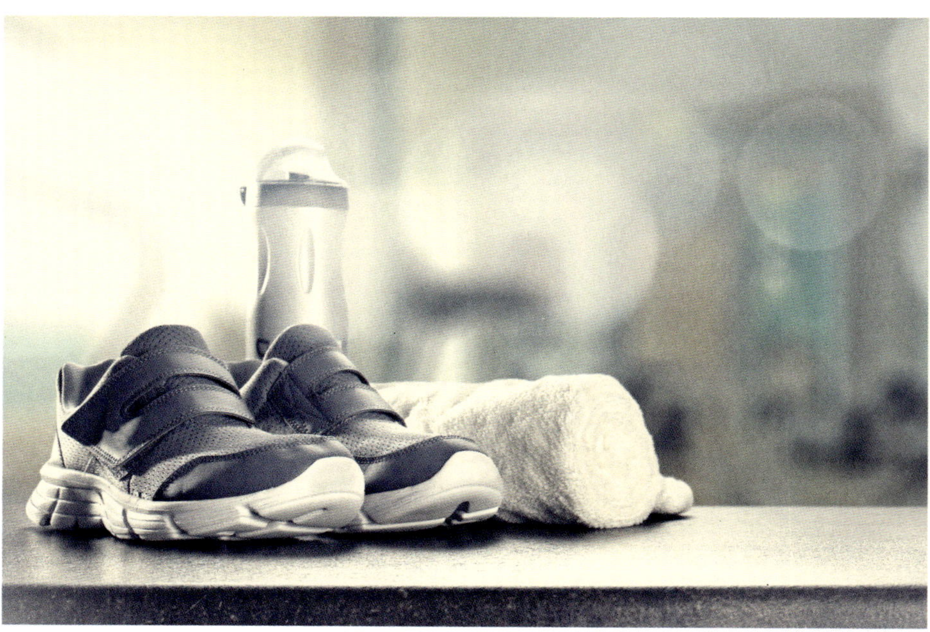

Endorphinen. Diese »Glückshormone« machen sie gelassener, optimistischer, selbstsicherer. Für Patienten mit Nackenproblemen ist dieser Effekt besonders wichtig, da Beschwerden des Genicks viel mit Ängsten und einem geringen Selbstvertrauen zu tun haben, wie Sie ja bereits erfahren haben.

Leistungssteigerung: Fitnesstraining bringt den Organismus auf Hochtouren. Dieser tankt zehnmal mehr Sauerstoff als in Ruhephasen. Das lebenswichtige Molekül fließt in alle Zellen, versorgt die Organe mit neuer Energie. Außerdem ist Bewegung ein echter Stresskiller. Adrenalin und Noradrenalin, zwei Hormone, die uns – wie Sie wissen – gewaltig unter Druck setzen können, werden beim Sport schneller abgebaut. Die Anspannung weicht, Körper und Seele finden wieder zu Harmonie zurück.

Fünf Sportarten für ein gesundes vegetatives Nervensystem und einen gesunden Vagusnerv

Walken: Laufen ist eine der schönsten und effektivsten Arten, sich zu bewegen. Bei keiner anderen Sportart werden so viele Muskeln beansprucht wie beim Laufen: 70 Prozent. Auch für die Beweglichkeit der Schultern sowie die Stärkung des Nackens ist Laufen sehr gut geeignet, vor allem, wenn man – wie beim Nordic Walking – mit Stöcken läuft. Laufen kann jeder – auch der Ungeübte. Sie brauchen keine aufwendige Ausrüstung und können fast überall loslegen. Für das körperliche Training ist natürlich am besten, recht flott und zügig zu laufen. Walken hat einige Pluspunkte zu bieten: Es erfordert keine Vorübung, Sie können einfach gleich stramm losmarschieren. Es ist keine besondere Ausrüstung nötig, Sie sollten sich aber qualitativ hochwertige Laufschuhe zulegen, die Ihrem Fuß Halt geben, außerdem auf Kleidung achten, die dem Wetter angepasst ist und aus atmungsaktivem Material bestehen sollte.

Schwimmen und Wassergymnastik: Bewegungen im Wasser stellen ein sehr gutes und besonders schonendes Training dar, da im Wasser kein Druck auf die Gelenke ausgeübt wird. Durch den Auftrieb ist der Schwimmer weitgehend von der Last der Schwerkraft befreit und der Körper hat nur noch ein Siebtel seines Gewichts. Für Patienten mit Nackenbeschwerden eignet sich jedoch eher Rückenschwimmen sowie

Kraulen. Beim Brustschwimmen kann es zu Genickproblemen kommen, wenn der Kopf kontinuierlich über der Wasseroberfläche gehalten wird. Der bekannte Orthopäde und ärztliche Betreuer der Fußballnationalmannschaft, Dr. Hans-Wilhelm Müller-Wohlfahrt, schreibt in seinem Buch *Mensch, beweg dich!,* dass Rückenschwimmen die gesündeste Stilart sei. Dabei werde die zumeist vernachlässigte Rückenmuskulatur beansprucht und optimal trainiert. Ganz hervorragend ist auch Wassergymnastik für das Training von Rücken, Schultern und Nacken. Gymnastische Übungen wie Kreisen der Arme oder der Hüften sind sehr effizient, wenn sie gegen den Widerstand des Wassers durchgeführt werden, gleichzeitig aber gelenkschonend. In nahezu allen öffentlichen Schwimmbädern sowie Thermen werden Kurse zu Wassergymnastik angeboten.

Skilanglauf: Im Winter sind Skilanglauf oder das Laufen mit Nordic-Cruising-Skiern ein ausgezeichnetes Training für die gesamte Muskulatur sowie für Knochen und Gelenke. Auch der Trainingseffekt für das Herz-Kreislauf-System ist sehr groß, da die Kondition gestärkt wird. Zudem fördert die rhythmisch-dynamische Bewegung

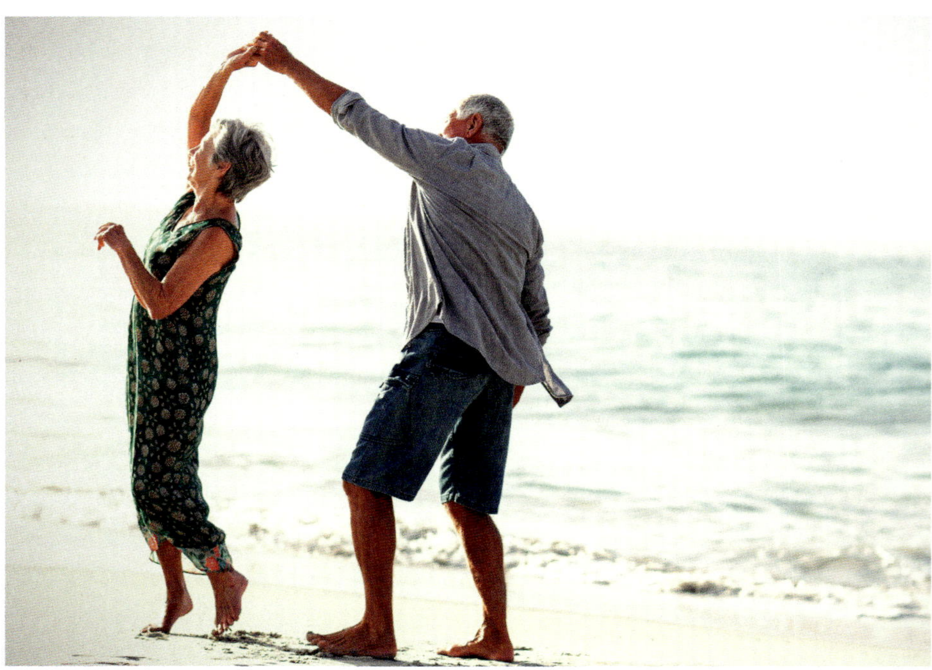

Sport soll Spaß machen und den individuellen Bedürfnissen entsprechen. Hier gibt es natürlich noch viele andere Möglichkeiten wie Bergwandern, Radfahren, Inlineskaten, Reiten, Tennis, Taekwondo oder Windsurfen, die dem Körper guttun und seine Beweglichkeit fördern. Suchen Sie sich nur jene Sportarten aus, die Ihnen liegen und die Ihnen dauerhaft und am meisten Freude bereiten.

des Skilanglaufens das Koordinationsvermögen. Ein ganz wichtiger Faktor ist außerdem die große Entspannung, die beim Laufen im Schnee einsetzt. Die fließenden und gleitenden Bewegungen in einer in strahlendes Weiß getauchten Winterlandschaft versetzen den Geist in einen meditativen Zustand und erfüllen die Seele mit großer Ruhe und Gelassenheit. Mit Cruiser-Skiern, die im Vergleich zu klassischen Langlaufskiern kürzer, breiter und etwas schwerer sind, kann man die Loipe sogar verlassen und querfeldein seine Spuren ziehen.

Low-Impact-Aerobic: Aerobic ist ein tänzerisches, sehr rhythmisches Training, das in der Regel zu Popmusik durchgeführt wird. Mit den unzähligen Varianten von Steps, Ausfallschritten, Sprüngen, Hüft- und Schulterkreisen sowie Arm- und Schulterbewegungen schult Aerobic den ganzen Körper, fördert Koordination, Beweglichkeit und Ausdauer. Heute wird in Fitnessstudios mehr »Low-Impact-Aerobic« angeboten, bei dem mindestens ein Fuß auf dem Boden bleibt, da sich dieses Training als schonender für Rücken und Gelenke erweist.

Tanzen: Dass Tanzen nicht nur den Körper auf enorm positive Weise stärkt, sondern auch die Psyche tief greifend beeinflusst, zeigen Erfahrungen aus der Tanztherapie. Ja, tatsächlich, Tanzen kann auch in therapeutischer Weise genutzt werden, um verborgen liegende Konflikte zu lösen und psychosomatische Symptome wie Kopfweh, Rückenschmerzen und Nackenverspannungen zum Verschwinden zu bringen. Beim Tanzen werden ganz viele Muskeln bewegt. Auch für die gesamte Wirbelsäule und insbesondere die Halswirbelsäule ist Tanzen ein ausgezeichnetes Training, weil die rhythmischen Schritte, Schwünge und Drehungen die Beweglichkeit sehr fördern sowie die Bänder und Muskeln entlang der Wirbelsäule stärken. Tanzen mit einem Partner oder auch in der Gruppe macht Spaß, bringt Ausgelassenheit und Fröhlichkeit mit sich und fördert so die gute Laune.

So harmonisieren Sie Ihren zirkadianen Rhythmus

Der »zirkadiane Rhythmus« ist ein Begriff aus dem Bereich der Chronobiologie. Die zusammengesetzte Fachbezeichnung leitet sich ab aus den lateinischen Worten *circa* = »ungefähr« und *dies* = »Tag«. Im Volksmund wird der zirkadiane Rhythmus oft auch als »innere Uhr« bezeichnet. Gemeint ist die Fähigkeit eines Organismus, physiologische Vorgänge auf eine Periode von etwa 24 Stunden zu synchronisieren.

Der wichtigste zirkadiane Rhythmus ist der Schlaf-wach-Rhythmus. Aber auch Nahrungsaufnahme oder Fortpflanzung sowie bei manchen Tieren der Winterschlaf unterliegen relativ konstanten Rhythmen. Ein gut eingespielter zirkadianer Rhythmus ist von zentraler Bedeutung für ein ausgeglichenes vegetatives Nervensystem, umgekehrt hat das harmonische Zusammenspiel von Sympathikus und Parasympathikus einen großen Einfluss auf unsere innere Uhr. Die moderne Industriegesellschaft jedoch verlangt unseren zirkadianen Rhythmen viel ab. Künstliches Licht, elektronische Medien, Lärm, Rund-um-die-Uhr-Verfügbarkeit von Essen, Flugreisen, eine aufreibende Arbeitswelt, Leistungsdruck und »Freizeitstress« fordern ihren Tribut und können die zirkadianen Rhythmen ganz schön durcheinanderbringen. Vor allem kommt der Nervus vagus, unser Ruhenerv, in dieser Lebenswelt praktisch immer zu kurz.

Der wichtigste Einflussfaktor auf unsere innere Uhr ist das Licht. Sonnenlicht steuert unseren Tag-Nacht-Rhythmus und ist unser stärkster Zeitgeber, der jedoch von Mensch zu Mensch variieren kann. Sicher kennen Sie die Einteilung von Menschen in Lerchen oder Eulen. Lerchen sind die Frühaufsteher, die morgens um 6:00 Uhr schon topfit und leistungsfähig sind, während es den Eulen davor graut, zu solch früher Stunde schon aktiv sein zu müssen, etwa wenn sie wegen einer Geschäftsreise den günstigeren Frühflug nehmen müssen. Eulen werden oft erst in den Abendstunden richtig fit und können dann bis in die Nacht hinein arbeiten, während die Lerchen zu dieser Zeit schon einige Stunden in ihren Betten schlummern. Alle Menschen, deren Rhythmus in der Mitte dieser beiden Extreme liegt, nennt man Intermediärtypen. Im Laufe ihres Lebens können manche ihren Rhythmus auch umstellen und einer neuen Lebenssituation anpassen – etwa, wenn ein Kind geboren wird oder ein Arbeitsschichtwechsel erfolgt. Dennoch gilt: Ein Leben gegen die innere Uhr kann auf Dauer schaden und sogar krank machen.

Die Heilkraft des Sonnenlichts

Dass Sonnenlicht nicht nur für Pflanzen, sondern auch für uns Menschen eine lebenserhaltende Kraft besitzt, ist seit alters bekannt. Licht beeinflusst sowohl unsere Psyche als auch zahlreiche Funktionen in unserem Organismus. Durch kurzwelliges UV-Licht beispielsweise wird der Kreislauf angeregt. Außerdem kann der Körper unter dem Einfluss von Sonnenlicht das lebensnotwendige Vitamin D in der Haut bilden. Jeder von uns weiß – wahrscheinlich sogar aus eigener Erfahrung –, dass anhaltender Lichtmangel krank machen kann. So nehmen depressive Verstimmungen und andere seelische Probleme in der dunklen Jahreszeit erwiesenermaßen zu. Dagegen sind die meisten Menschen im Frühling und Sommer leistungsfähiger und ausgeglichener, und sie fühlen sich auch wohler, wenn es draußen angenehm warm ist.

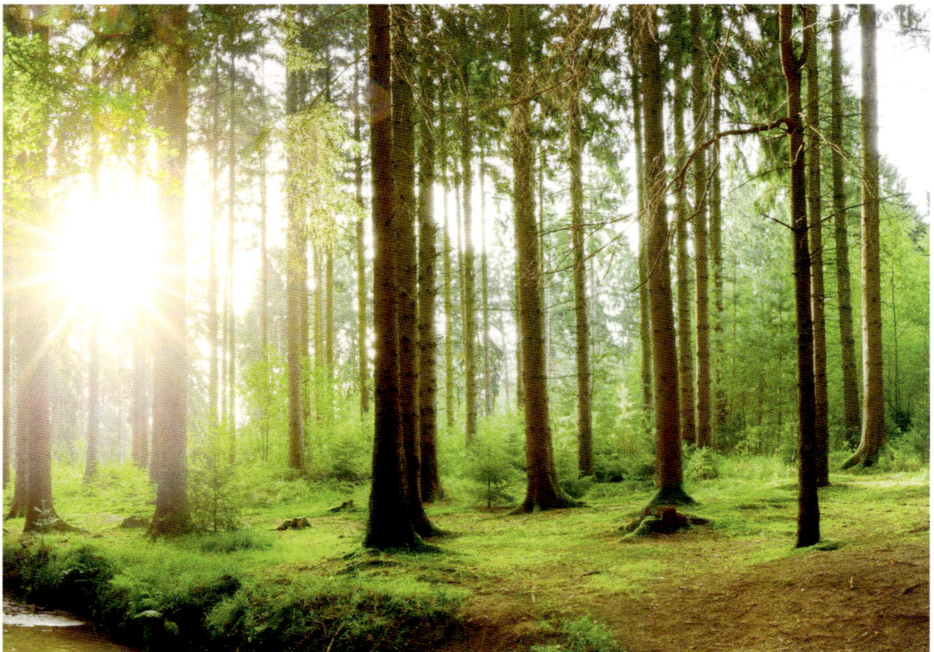

Spezielle lichttherapeutische Anwendungen machen sich diese Wirkungen zunutze. So wirken sich wohldosierte Sonnenbäder oder Spaziergänge an sonnigen Tagen als leichte Reizbehandlung positiv auf den ganzen Organismus aus. Lichttherapie steigert die Abwehrkräfte, regt den Stoffwechsel an und harmonisiert die Neurotransmitter, die wesentlichen Einfluss auf unser emotionales Erleben haben. Die therapeutische Wirkung von Licht machen sich auch Hautärzte zunutze, indem sie beispielsweise Hauterkrankungen wie die Schuppenflechte mit einer exakt dosierten UV-Strahlentherapie behandeln.

Für die Harmonisierung des zirkadianen Rhythmus ist es wichtig zu wissen, wie das Spektrum des Sonnenlichts auf uns wirkt: Am Vormittag und Mittag enthält es mehr Blauanteile, abends mehr Rotanteile. Die blauen Anteile wirken anregend und machen uns munter, die Rotanteile wirken beruhigend und bereiten den Schlaf vor. Deshalb empfehlen Chronobiologen wie Frau Prof. Angela Schuh, das Schlafzimmer mit warmen Rottönen auszugestalten, zum Beispiel mit einer roten Überdecke und roten Kissen. Auch das Licht sollte eher warm und gedämpft sein. Als sehr ungünstig erweist sich hingegen am Abend blaue Strahlung, wie sie von Smartphones, TV-Geräten und Laptops abgegeben wird. Wenn wir also jeden Abend auf die Bildschirme dieser Geräte starren, erhält unser Organismus völlig falsche Signale. Dies wiederum stört die Bildung des wichtigen Schlafhormons Melatonin, das in der Zirbeldrüse gebildet wird. Es ist also nicht verwunderlich, dass Schlafstörungen schon bei Jugendlichen und jungen Erwachsenen drastisch zunehmen – und das mit allen Konsequenzen wie Tagesmüdigkeit, Leistungsminderung, Konzentrationsstörungen und Lernschwierigkeiten. Für Schulkids sowie für die Erwachsenen gilt daher die altbewährte Regel, vor dem Schlafengehen lieber noch ein bisschen zu lesen oder sich etwas Musik anzuhören, anstatt stundenlang vor dem Fernseher oder Computer zu sitzen.

Wie wirkt Melatonin?

Wenn wir morgens erwachen, fällt Licht auf unsere Netzhaut. Dieser Lichtreiz wird über Nervenleitbahnen an die Zirbeldrüse weitergeleitet und löst in ihr die Ausschüttung von Serotonin aus, dem Hormon, das uns munter macht. Auf demselben Weg erhält die Zirbeldrüse abends die Information: »Es wird dunkel«. Daraufhin schüttet sie verstärkt das Schlafhormon Melatonin aus, das uns sanft ins Land der Träume bringt.

15 goldene Regeln für guten Schlaf

Einfach überall und auf Wunsch einschlafen können – solch glückliche Menschen gibt es tatsächlich. Für sie ist es egal, ob vor dem Schlafzimmerfenster die ganze Nacht Straßenverkehr lärmt, ob der Partner schnarcht oder das Zimmer überheizt ist. Sie kennen keine Einschlafprobleme und müssen dementsprechend auch ihren Schlaf nicht speziell vorbereiten. Anders ist das bei Menschen, die nicht einfach ein- oder durchschlafen können. Aber sie können durch richtige Vorbereitung einiges dafür tun, die optimalen Voraussetzungen für einen guten Schlaf zu schaffen. Hier die wichtigsten Regeln im Überblick:

1. Keine Muntermacher vor dem Zubettgehen

Die letzte Tasse Kaffee, schwarzen Tee oder Cola sollten Sie mittags trinken. Denn bei labilen Menschen können diese Getränke stark aufputschen; das Einschlafen wird verhindert, wenn man nachmittags noch koffeinhaltige Getränke zu sich nimmt. Ausnahme: Es gibt Menschen mit sehr niedrigem Blutdruck, die erst nach einer Tasse Kaffee oder Tee einschlafen können. Denn der Blutdruck muss, damit man in den Schlummer fällt, eine einigermaßen normale Höhe erreichen.

2. Viel Bewegung am Tag

Wer tagsüber körperlich richtig aktiv war, ist abends meist müde und kann gut einschlafen. Sorgen Sie also für regelmäßigen Sport, bei dem Sie auch mal ins Schwitzen kommen.

3. Keine schweren Mahlzeiten am Abend

Essen Sie abends nicht zu spät. Die Grenze liegt bei 4 bis 2 Stunden vor dem Zubettgehen. Essen Sie nicht zu schwer und zu viel, sonst ist der ganze Organismus zu belastet und kann sich nicht entspannen.

4. Entspannender Abendspaziergang

Unternehmen Sie nach dem Abendessen einen kleinen Spaziergang. Die frische Luft macht den Kopf frei und ermöglicht, besser von den Alltagssorgen abzuschalten.

5. Ein Gläschen Wein oder Bier in Ehren

Ein kleiner alkoholischer Schlummertrunk, zum Beispiel ein Glas Bier, kann beim Einschlafen helfen. Größere Mengen Alkohol sind jedoch echte Schlafkiller. Man schläft zwar ein, wacht aber öfters auf und erreicht die erholsamen Tiefschlafphasen nicht.

6. Wohltemperiertes Schlafzimmer

Achten Sie auf das richtige Raumklima in Ihrem Schlafzimmer. Sibirische Kälte vertreibt den Schlaf und macht erst richtig munter. Auch ein überheizter Raum erschwert das Einschlafen, weil man schwitzt und nicht zur Ruhe kommt. Ideal sind Temperaturen von ungefähr 18 Grad und frische Luft. Achten Sie darauf, dass Sie Ihren Schlafraum richtig abdunkeln können.

7. Das persönliche Abendritual

Schaffen Sie sich Ihr individuelles Einschlafritual. Das können beispielsweise ein warmes Bad, ein Glas Kakao oder eine bestimmte Musik sein.

8. Keine Bürounterlagen ins Bett

Das Bett ist zum Schlafen da (und natürlich auch für Sex) und nicht zum Fernsehen oder zur Arbeitsvorbereitung für den nächsten Tag. Gehen Sie erst zu Bett, wenn Sie Ihre Arbeit am Schreibtisch erledigt haben und wirklich müde sind.

9. Ruhiger Tagesausklang

Entspannung ist die wichtigste Voraussetzung, um gut schlafen zu können. Aufwühlende Actionthriller oder eine Fernsehdiskussion zu einem Reizthema sind keine guten Vorbereitungen für den Schlaf. Leichte Lektüre oder angenehme Musik stimmen wesentlich besser auf eine erholsame Nachtruhe ein.

10. Nicht schlaflos hin und her wälzen

Wenn Sie nach ungefähr 20 bis 30 Minuten noch nicht eingeschlafen sind, stehen Sie lieber wieder kurz auf, lesen Sie etwas, bereiten Sie sich einen Entspannungstee zu. Die Müdigkeit kommt dann meist nach einiger Zeit ganz von selbst.

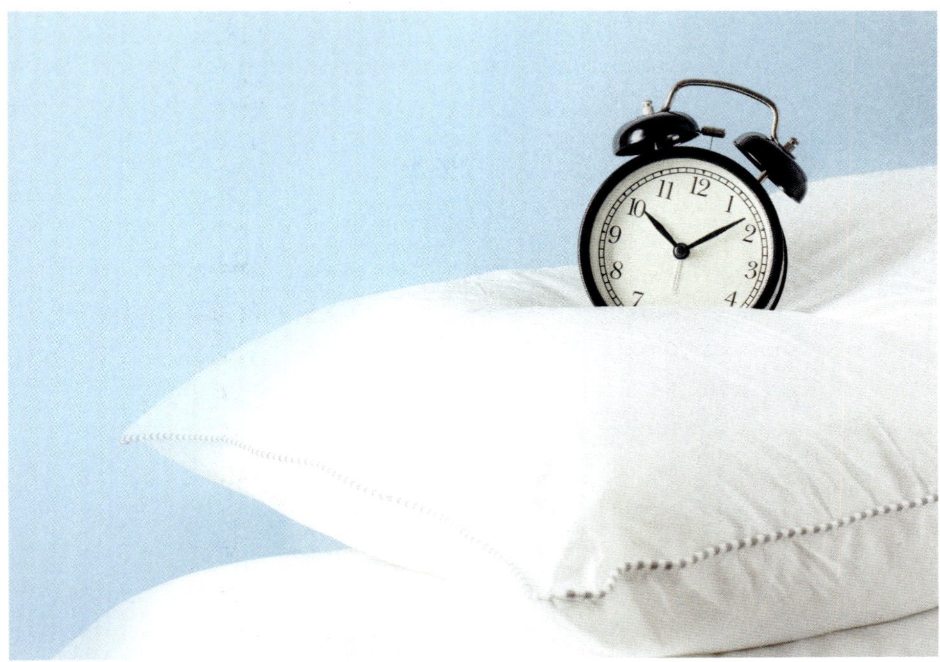

11. Gleichmäßiger Rhythmus

Wenn Sie Ihren individuellen Schlaf-wach-Rhythmus gefunden haben, sollten Sie ihn beibehalten und möglichst immer zur gleichen Zeit ins Bett gehen und aufstehen.

12. Kein Schlaf auf Vorrat

Gehen Sie nicht zu früh ins Bett. Man kann nicht »vorschlafen«. Wer sich zum Beispiel 10 Stunden Zeit zum Schlafen nimmt (und dabei nicht richtig müde ist), wird garantiert mindestens 2 Stunden davon wach liegen.

13. Kein nächtlicher Blick auf den Wecker

Wenn Sie nicht durchschlafen können, sollten Sie nicht dauernd auf die Uhr schauen. Diese dauernde Zeitkontrolle macht unruhig und kann das Gehirn regelrecht zum Aufwachen programmieren. Wenn Sie beispielsweise häufig um 4:00 Uhr morgens aufwachen und dann auf die Uhr sehen, merkt sich Ihr Gehirn das und wird immer wieder um diese Zeit den Körper aufwecken.

14. Nicht die Stunden zählen

Wenn Sie nachts aufwachen, sollten Sie nicht immer nachrechnen, wie viele Stunden Ihnen noch zum Schlafen bleiben. Das erzeugt Stress und erschwert das Weiterschlafen.

15. Nur die Ruhe

Diese letzte Regel ist ganz wichtig: Sie wissen ja nun bereits, es sind nicht immer 6 bis 8 Stunden Schlaf nötig. Geraten Sie wegen Schlafproblemen deshalb nicht gleich in Panik. Der Körper holt sich meist den Schlaf, den er braucht. Wenn Sie einige Nächte schlecht geschlafen haben, werden die Tiefschlafphasen in der folgenden Nacht länger sein, sodass sich Ihr Körper wieder erholen kann.

Hilfreiche Rituale

Für die Menschen aller Zeiten waren Rituale eine wirksame Methode, den Körper auf eine bestimmte Situation vorzubereiten. Rituale müssen für eine spezielle Situation immer gleich ablaufen, erst das macht ihren typischen Charakter aus und erleichtert den Einstieg in das, was folgen soll. Schon unsere frühen Vorfahren wappneten sich mittels Kriegsbemalung für den Kampf oder führten Fruchtbarkeits- oder Initiationstänze auf. Noch im Mittelalter gab es für jede Lebenssituation bestimmte rituelle Handlungen, um die Wirkung und das Gelingen eines Vorhabens zu verstärken.

Heute kennen wir im Alltag kaum noch Rituale. Doch gerade gegen Schlafprobleme haben sie sich bewährt. Denn durch die immer gleichförmige Wiederholung beruhigen sie und fördern die Bereitschaft zum Schlaf. Dabei gibt es kein Allgemeinrezept, keine allgemeingültigen Handlungsanweisungen, die bei jedem gleich wirken. Jeder sollte sich seine individuellen Rituale suchen, die Körper und Geist auf die Nachtruhe einstimmen. Viele Menschen trinken zum Beispiel noch ein Glas Wasser und gehen dann ins Bett. Andere hören etwas Musik und legen sich dann hin. Auch das gegenseitige Gutenachtwünschen in einer Familie und das Gutenachtküsschen sind im Grunde nichts anderes als Rituale – ebenso wie das Betthupferl, eine kleine Süßigkeit, die man kurz vor dem Schlafengehen genießt. Wenn Sie noch kein eigenes Schlafritual gefunden haben, das Ihnen zusagt, hier einige Vorschläge:

- Lüften Sie das Schlafzimmer vor dem Zubettgehen gut durch und lehnen Sie sich noch ein paar Augenblicke zum Fenster hinaus. Betrachten Sie in Ruhe, was auf der Straße oder im Garten gerade geschieht. Denken Sie dabei, dass Sie bald in Ihrem gemütlichen Bett liegen werden – freuen Sie sich darauf.
- Vielleicht wird aus diesem Ritual sogar ein Hobby: Schauen Sie bei klarem Himmel, bevor Sie zu Bett gehen, immer eine Zeit lang die Sterne an. Mit der Zeit werden Sie ein Gefühl dafür entwickeln, welche Himmelskörper zu welchen Gruppen gehören und wie sie je nach Uhrzeit oder Jahreszeit einen unterschiedlichen Platz einnehmen.
- Zu den ältesten Ritualen gehören solche, bei denen gezählt wird. Die Zählrituale können zum Beispiel so ablaufen, dass man Zaunstäbe immer auf 1, 2, 3, 1, 2, 3 usw. abzählt oder die Fenster in einem großen Haus immer auf 2 abzählt. Durch die eintönige gedachte Zahlenreihe stellen sich meist rasch Ruhe und Entspannung ein. Man kann diesen Zustand beinahe mit einer einfachen Meditation vergleichen. Suchen Sie sich auch von Ihrem Bett aus etwas, das Sie abzählen können, zum Beispiel Vorhangfalten, Jalousienlamellen oder Ähnliches.
- Vor allem für Frauen kann die Pflegeroutine vor dem Schlafengehen einen rituellen Charakter annehmen – etwa eine leichte Gesichtsmassage, die immer mit den gleichen Bewegungen ausgeführt wird oder das Frisieren mit langsamen, genau abgezählten Bürstenstrichen.
- Strecken Sie sich genüsslich, bevor Sie sich ins Bett legen. Führen Sie dabei die Bewegungen immer in gleichbleibender Folge aus, zum Beispiel: hinstellen, dann die Arme nach hinten ausstrecken, kräftig gähnen, den Kopf dabei entspannt nach hinten legen. Dann die Arme nach oben ausstrecken und wieder gähnen. Aufs Bett setzen, die Beine ausstrecken und anspannen, dann entspannen. Nun können Sie sich hinlegen und fühlen sich sicher schon müde und entspannt. Stellen Sie sich dabei vor, Sie seien eine Katze, die sich ausgiebig reckt und streckt, bis sie sich zusammenrollt und einschläft.

Ob Sie nun etwas Bestimmtes essen oder trinken, ein Gebet sprechen oder beruhigender Musik lauschen – bei der Entwicklung von Schlafritualen sind Ihrer Fantasie keine Grenzen gesetzt. Die Hauptsache ist, Ihr Körper und Ihr Geist werden dabei optimal auf das Schlafen vorbereitet.

Heilkräuter für Ausgeglichenheit, Ruhe und einen guten Schlaf

Die Pflanzentherapie hat einen wichtigen Platz in der natürlichen Behandlung von nervösen Beschwerden, Unruhe, Schlafstörungen und für die Wiederherstellung des vegetativen Gleichgewichts. Schon seit Jahrhunderten ist die entspannende, schlaffördernde und beruhigende Wirkung der Heilkräuter Angelikawurzel, Baldrian, Hopfen, Johanniskraut, Lavendel, Melisse, Orangenblüten und Passionsblume bekannt. Als Teemischungen, aber auch in Kapsel- oder Tropfenform werden sie als natürliches Mittel gegen nervöse Reizzustände und Schlafprobleme angeboten. Wie bei den meisten Heilkräutern wird deren Wirkung verstärkt, wenn man sie länger, also als Kur über einige Wochen hinweg, anwendet.

Angelikawurzel

Kandierte Angelikawurzel war früher eine beliebte Abendsüßigkeit vor dem Zubettgehen. Denn einerseits schmeckt sie köstlich, andererseits beruhigt sie. Ursache für die schlaffördernde Wirkung ist das ätherische Öl der Pflanze, das die Nerven sanft entspannen kann. Heute ist Angelikawurzel in vielen Schlaf- und Beruhigungstees und in anderen Kombinationspräparaten zur Entspannung enthalten.

Baldrian

Dieses Heilkraut kann man mit Recht als Spitzenreiter unter den beruhigenden Naturheilmitteln bezeichnen. In klinischen Studien wurden hoch dosierte Baldrianpräparate an solche Patienten gegeben, die vorher mit chemischen Beruhigungsmitteln behandelt worden waren. Ergebnis: Baldrian wirkte bei den meisten Patienten genauso gut wie die herkömmlichen Sedativa, allerdings mit den Vorteilen, keinen Gewöhnungseffekt zu erzeugen und die Leistungsfähigkeit nicht zu beeinträchtigen.

Baldrian ist eine etwa einen Meter hohe Staude, deren Wurzel wertvolle Inhaltsstoffe aufweist: ätherische Öle, Valerensäure und die typischen Bitterstoffe (Valepotriate). Diese Inhaltsstoffe wirken beruhigend auf das zentrale Nervensystem. Nervöses Herzklopfen, Unruhe, Prüfungsangst und Schlafprobleme lassen sich damit positiv beeinflussen. Baldrian gibt es als Tee oder Fertigprodukt (Dragees, Tinktur) und ist in vielen Kombinationspräparaten enthalten, die zur Beruhigung der Nerven entwickelt wurden.

Hopfen

Die Zapfen dieser Kletterpflanze enthalten ätherisches Öl, Bitterstoffe und Flavonoide. Diese Inhaltsstoffe dämpfen nervöse Erregungszustände und fördern die Schlafbereitschaft. Gleichzeitig wirken die Bitterstoffe gegen nervöse Magen- und Darmbeschwerden und regen den Appetit an. Neben den herkömmlichen Zubereitungen wie Tee, Tabletten oder Tinktur und der Verwendung in vielen Kombinationspräparaten kann man auch das Hopfenkissen zur Beruhigung und als Einschlafhilfe empfehlen. Getrocknete Hopfenzapfen werden in eine Kissenhülle gegeben. Sobald man den Kopf darauflegt, werden durch die Körperwärme die Wirkstoffe in den Zapfen aktiviert und man atmet sie ein, wodurch sie ihre wohltuende Wirkung entfalten.

Johanniskraut

Das Kraut und die gelben Blüten der hohen Stauden wirken nachweislich stimmungsaufhellend und gegen depressive Verstimmungen. Die Inhaltsstoffe – Flavonoide, ätherisches Öl, Gerbstoff und vor allem der Johanniskraut-Farbstoff Hypericin – beruhigen aber auch sanft und fördern damit die Ausgeglichenheit im vegetativen Nervensystem. Die volle Wirkung entfaltet sich jedoch erst, wenn man Johanniskrauttee, -dragees oder -tropfen mehrere Wochen kurmäßig anwendet. Weil Johanniskraut so wirksam ist, kann es allerdings auch eine Nebenwirkung aufweisen: Die Haut wird dadurch lichtempfindlicher. Sonnenbäder sollte man daher während einer Johanniskrautkur unbedingt vermeiden. Sie können sonst zu Hautentzündungen führen.

Pflanzenkraft über Nase und Haut einatmen

Mit dem Teetrinken und der Einnahme von Präparaten sind die vielfachen Anwendungsmöglichkeiten der Heilpflanzen noch lange nicht erschöpft. Aromatherapien und Bäder sind gerade gegen Schlafstörungen angenehme und wirksame Maßnahmen. Dabei gelangen die Wirkstoffe beim Baden über die Hautporen und beim Einatmen über die Schleimhäute von Nase und Rachen in den Blutkreislauf und beruhigen auf diese Weise.

Interessant bei der Aromatherapie: Dass zum Beispiel Zitronen- oder Thujaöl beim Einatmen die Produktion der Bronchialschleimhaut anregt und auf diese Weise Husten bekämpft, leuchtet ein. Die beruhigende Wirkung von bestimmten ätherischen Ölen basiert jedoch nicht nur auf der Passage der Schleimhäute und dem damit verbundenen Eintritt ins Blut. Heute weiß man, dass im Gehirn der Geruchssinn eng verwandt ist mit den Bereichen, die das Gefühl bestimmen. Deshalb verknüpft man bestimmte Gerüche mit ganz speziellen Erinnerungen. So denkt man beispielsweise sofort an eine bestimmte Person, sobald man ihr Parfüm riecht. Gerüche können also unsere Gefühle leiten. Diese Tatsache kann man vor allem gegen nervöse Beschwerden nutzen – mit der Aromatherapie. Zur praktischen Anwendung von ätherischen Ölen erfahren Sie mehr ab Seite 135.

Lavendel

Leider können nicht alle, die unter nervöser Unruhe, Angespanntheit und Schlafstörungen leiden, in Südfrankreich leben und abends einfach über die Lavendelfelder schlendern, den herrlichen Duft einatmen und dabei langsam schläfrig werden. Die violetten Blüten duften nicht nur angenehm, ihre Inhaltsstoffe haben zudem auch verschiedene wertvolle Heilwirkungen. Das ätherische Öl und die Gerbstoffe können Krämpfe im Magen-Darm-Bereich lösen, den Gallenfluss anregen und sich aber auch nervenberuhigend und schlaffördernd auswirken. Lavendel kann als Abendtee genossen werden, doch es gibt auch kleine Lavendelsäckchen zu kaufen, die man in der Nähe des Kopfkissens platziert, damit man beim Einschlafen den beruhigenden Duft einatmen kann.

Melisse

Ihre Blätter duften zart nach Zitrone, sie enthalten ätherische Öle, Bitter- und Gerbstoffe. Diese Inhaltsstoffe wirken krampflösend, beruhigend, regen den Appetit an und helfen sogar gegen nervöse Herzbeschwerden. Eine Tasse Melissentee am Abend verbessert die Schlafbereitschaft. Melisse ist aber auch in vielen Teemischungen und Beruhigungs-Kombinationspräparaten enthalten.

Orangenblüten

Sie duften herrlich, schmecken gut als Tee und entfalten darüber hinaus sogar noch eine beruhigende Wirkung. Orangenblütentee ist deshalb ein idealer Gutenachttee, der sich durch seine besonders gute Verträglichkeit auszeichnet.

Passionsblume

Die Wirkung dieser brasilianischen Zierpflanze steckt in den Blättern. Sie enthalten verschiedene Pflanzenwirkstoffe, die nervöse Erregungszustände dämpfen können und damit die Bereitschaft zum Einschlafen fördern. Als Tee oder Extrakt in Kombinationspräparaten gehört sie mit zu den Standards unter den pflanzlichen Beruhigungsmitteln.

Bewährte Kneipp-Therapien für einen starken Ruhenerv

Eine der bewährtesten Strategien für innere Ausgeglichenheit und ein starkes vegetatives Nervensystem entwickelte Sebastian Kneipp (1821–1897) mit seiner Hydrotherapie. Zu Recht ging er dadurch als »Wasserdoktor« in die Geschichte der Naturheilkunde ein. Denn obwohl sein Therapieansatz mit Pflanzenheilkunde, Ernährungs-, Bewegungs- und Ordnungstherapie ein Wechselspiel von Seele und Leib beinhaltet und damit schon ganzheitlich orientiert ist, bilden die Wassertherapien den Kernpunkt seines Konzepts. Nachdem er verschiedene Behandlungsmöglichkeiten mit Wasser an sich selbst durchgeführt und getestet hatte, entwickelte er daraus feste Regeln. Zeit seines Lebens war Kneipp darum bemüht, diese Therapieform auszubauen und zu verfeinern. Er behandelte mit der Hydrotherapie Herz-Kreislauf-Erkrankungen, Organstörungen, Infektionskrankheiten und setzte sie auch zur Stabilisierung der Psyche sowie zur Entspannung oder Aktivierung ein.

Das Prinzip der Hydrotherapie basiert auf den Temperaturreizen, die das Wasser auf der Haut bewirkt. Warmes und kaltes Wasser setzen unterschiedliche Reize, die vom Körper unterschiedlich beantwortet werden. Grundlage der kneippschen Therapielehre ist das Prinzip von Reiz und Reizantwort, das auch seinen Wasseranwendungen zugrunde liegt. Die Haut registriert den Temperaturreiz. Das geschieht über Temperaturfühler in der Haut, in der medizinischen Fachsprache als Thermorezeptoren bezeichnet. Sie melden den Temperaturreiz an die Nerven, die diese Information ans Rückenmark weitergeben und so zum Gehirn gelangen können. Temperaturreize haben dort bestimmte Effekte, etwa die Änderung des Herzschlags, des Blutdrucks und des Wachheitsgrades. Die Temperaturreize bewirken zusätzlich, dass der Muskeltonus, also die Spannung herabgesetzt wird. Einfach ausgedrückt heißt das, dass bestimmte Temperaturreize durch Wasser entspannen und die innere Ausgeglichenheit nachweislich steigern können.

Die Hydrotherapie ist eine medizinische Behandlung. Deshalb sollten Sie, bevor Sie zu Hause mit Kneipp-Anwendungen beginnen, einiges beachten:

- ✔ Wenden Sie nie kaltes Wasser an, wenn Ihnen ohnehin schon kalt ist. Sie könnten sich sonst erkälten. Wärmen Sie sich vorher auf.
- ✔ Führen Sie die Therapie nicht kurz vor oder nach dem Essen durch. Der Organismus könnte sonst zu sehr belastet werden.
- ✔ Übertreiben Sie die Anwendungen nicht. Zu starke Reize könnten sogar schaden.
- ✔ Nehmen Sie sich Zeit für die Behandlung. Sehen Sie dabei nicht auf die Uhr.
- ✔ Wohlfühlen ist ein Muss. Wenn Sie sich nach einer Hydrobehandlung nicht richtig wohlfühlen oder die erwartete Wirkung auch nach kurmäßiger Anwendung ausbleibt, sollten Sie mit Ihrem Arzt sprechen.

Unter den vielen verschiedenen Methoden der Wasseranwendung sollen hier vor allem vier genannt werden, die gegen Unausgeglichenheit und Angespanntheit helfen können und den ganzen Organismus auf natürliche und einfache Weise entspannen:

Temperaturansteigendes Fußbad

Stellen Sie eine breite Schüssel, in der Ihre Füße bequem Platz haben, in die Badewanne. Setzen Sie sich auf den Wannenrand und stellen Sie Ihre Füße in die Schüssel. Lassen Sie über den Brauseschlauch kaltes Wasser (bitte nicht eiskalt, 12 bis 14 Grad Celsius sind gute Startbedingungen) in die Schüssel laufen, bis Ihre Füße gerade bedeckt sind. Geben Sie danach langsam immer mehr warmes Wasser hinzu, bis Ihre Füße richtig durchgewärmt sind. Lassen Sie die Füße dann noch wenige Minuten im angenehm warmen Wasser. Trocknen Sie die Füße danach nicht ab, sondern schlüpfen Sie mit den feuchten Füßen in trockene Baumwollsocken. Streifen Sie locker sitzende warme Wollsocken darüber und legen Sie sich zum Einschlafen gleich ins Bett oder zum Ruhen auf eine Liege.

Achtung: Bei Venenerkrankungen und Durchblutungsstörungen vorher den Arzt fragen!

Kurzes, kaltes Fußbad

Achten Sie darauf, dass Ihre Füße vor Beginn des Bades warm sind. Wärmen Sie andernfalls Ihre Füße durch Zehengymnastik und Reiben auf. Füllen Sie dann in ein ausreichend großes Gefäß oder die Badewanne so viel kaltes Wasser, dass Ihre Füße bis zur Wade bedeckt sind. Die Füße sollen nun so lange im kalten Wasser bleiben, bis Sie den Eindruck haben, das Wasser sei gar nicht mehr so kalt. Streifen Sie das Wasser nur ab, ziehen Sie trockene Baumwollsocken an und erwärmen Sie die Füße wieder, zum Beispiel durch Umhergehen, wobei Sie die Fußsohlen komplett abrollen. Sobald die Füße wieder warm sind, sollten Sie sich ausruhen und die Entspannung genießen.

Achtung: Das kalte Fußbad eignet sich nicht, wenn Sie Blasen- oder Harnwegsprobleme haben, an Durchblutungsstörungen oder starkem Bluthochdruck leiden.

Wassertreten

Auch hierfür gilt: Nie mit kalten Füßen die Anwendung beginnen. Wärmen Sie Ihre Füße, wie beschrieben, vorher auf. Sie können die Füße aber auch durch ein kurzes, heißes Fußbad auf die richtige »Wassertret-Temperatur« bringen. Währenddessen lassen Sie in Ihre Badewanne kaltes Wasser ein, etwa so viel, dass es Ihnen bis zur Wade reicht. Legen Sie eine rutschfeste Matte in die Wanne, um Unfälle zu vermei-

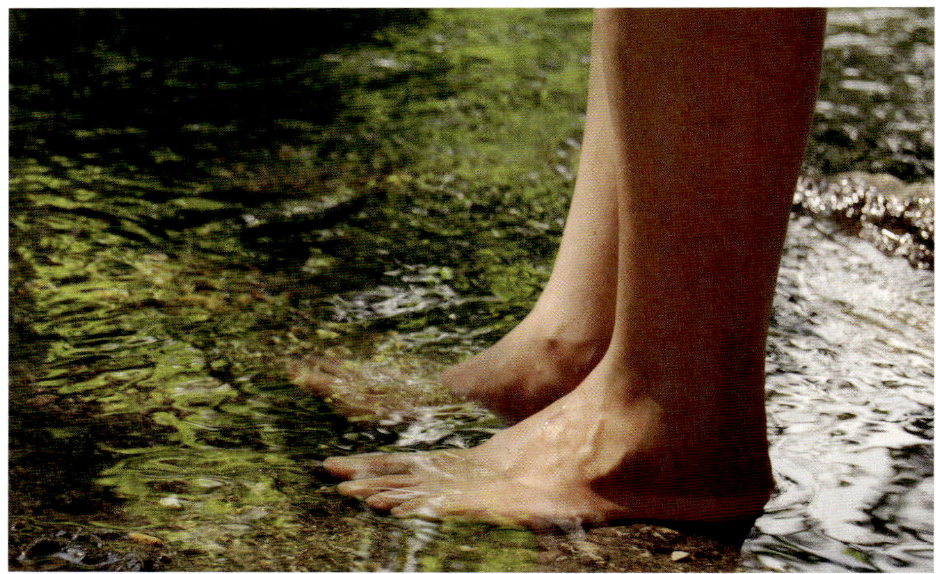

den. Steigen Sie in die Wanne und gehen Sie im sogenannten Storchengang langsam darin umher. Heben Sie bei jedem Schritt den Fuß ganz aus dem Wasser. Führen Sie das Wassertreten so lange durch, bis es Ihnen zu kalt wird. Steigen Sie aus der Wanne, streifen Sie die Füße nur kurz ab und legen Sie sich mit den feuchten Füßen auf das Bett oder eine Liege.

Achtung: Nicht anwenden bei Blasen- oder Harnwegsproblemen, Durchblutungsstörungen und starkem Bluthochdruck.

Knieguss

Er gilt praktisch als Soforthilfe bei Angespanntheit, Unruhe oder Einschlafstörungen. Wieder sollten die Füße warm sein, bevor man den Guss durchführt. Stellen Sie sich in die Badewanne oder Dusche. Für den Knieguss sollte der Wasserstrahl am besten aus einem Schlauch, nicht aus der Brause kommen – es gibt im Handel entsprechende Aufsätze für den Brausekopf. Wichtig: Der Wasserstrahl sollte mit sanftem Druck auf die Haut treffen und nicht zurückspritzen, vielmehr wie ein Mantel am Körper hinabgleiten – in der Fachsprache heißt diese Technik Flachguss.

Führen Sie den kalten Wasserstrahl vom rechten kleinen Zeh über die Außenseite des Fußes und des Unterschenkels bis zur Kniekehle. Lassen Sie den Strahl in der

Kniekehle etwas länger verweilen und führen Sie ihn danach über die Innenseite der Wade zurück bis zum Knöchel. Nun wird das linke Bein genauso behandelt.

Danach ist wieder das rechte Bein an der Reihe. Sie beginnen wieder am kleinen Zeh und führen den Wasserstrahl diesmal über die Vorderseite des Unterschenkels zur Kniescheibe. Dort beschreiben Sie mit dem Wasserstrahl einen kleinen Kreis und führen das Wasser dann über die Innenseite zur großen Zehe zurück. Dasselbe wird am linken Fuß durchgeführt.

Sie können den Guss zwei- bis dreimal wiederholen. Trocknen Sie die Füße danach nur leicht ab, wärmen Sie sie auf und legen Sie sich gleich ins Bett oder auf eine Liege, um die Entspannung zu genießen.

Tipp: Besorgen Sie sich einen kleinen Holzrost, auf dem Sie bequem stehen können (Baumarkt, Sanitärfachhandel etc.). Stellen Sie sich beim Knieguss in der Wanne auf diesen Rost. So vermeiden Sie, dass Ihre Füße während der Behandlung im kalten Wasser stehen.

Achtung: Nicht bei Blasen- und Harnwegsproblemen oder bei Durchblutungsstörungen anwenden, im Zweifelsfall besser den Arzt fragen.

Die sanfte Heilkraft von Massagen

Der Kontakt zwischen Hand und Haut, die Berührung, ist eines der Urheilmittel der Menschheit. Wenn wir Schmerzen haben, fassen wir unwillkürlich an diese Stelle und reiben sie. Aus diesem instinkthaften Verhalten entwickelte sich in den alten Hochkulturen die Heilmassage.

Massage ist im besten Sinne des Wortes eine *Be*handlung. Die Wirkung beruht einerseits auf dem sanften Hautkontakt, der bei der Technik des Streichens entsteht, andererseits auf gezielter Beeinflussung von Lymphgefäßen, Nerven, Muskeln und Gelenken durch die Spezialtechniken Rollen, Kneten, Daumendruck und so weiter. Für diese Spezialtechniken ist unbedingt eine ausgebildete Fachkraft, zum Beispiel der Masseur oder Physiotherapeut, gefragt.

Um allerdings nur ein wenig zu entspannen, eignet sich die einfach auszuführende Massage mit Streichtechnik hervorragend. Sie kann von Ihrem Partner oder einer anderen Person Ihres Vertrauens durchgeführt werden. Diese Massage wird ohne großen Druck mit der Handfläche ausgeführt. Die Hände des Massierenden streichen dabei langsam über den Körper des anderen.

Beim Streichen werden die Nervenzellen in der obersten Hautschicht sanft stimuliert. Eine beeindruckende Zahl: Pro Quadratzentimeter Haut verfügt der Mensch über 3000 dieser Sinneszellen. Sie senden über diese Berührungsreize Informationen ans Gehirn. Das Gehirn produziert dadurch mehr Hormone, unter anderem Serotonin, das sogenannte Glückshormon, das die Stimmung hebt und für Entspannung sorgt. Gleichzeitig wird der Muskeltonus gesenkt und die Entspannung dadurch gefördert. Beobachten Sie sich selbst: Wenn Ihnen jemand langsam und mit Gefühl den Rücken mit streichenden Händen massiert, werden Sie sicher bald die Augen schließen – als äußeres Zeichen, dass Ihr Körper jetzt ganz auf Fühlen, Genießen und Entspannen programmiert ist.

Als besonders wohltuend empfinden es viele, wenn für die Massage ein Öl oder eine Lotion verwendet wird. Dann gleiten die Hände besser über die Haut und der Kontakt wird auf diese Weise intensiviert. Für die Entspannungsmassage eignen sich Körperöle mit Heilkräuterzusätzen, die beruhigen, also zum Beispiel Lavendel oder Orangenblüten. Sorgen Sie vor der Massage für eine entspannte Atmosphäre. Schalten Sie Lärmquellen ab, legen Sie eventuell beruhigende Musik auf. Der Raum sollte warm genug sein, damit Sie während der Massage nicht frieren. Die Unterlage sollte bequem sein. Ideal ist eine Liege, eine weiche Decke auf dem Boden oder eine Gymnastikmatte mit hautfreundlicher Auflage.

Legen Sie sich auf den Bauch und legen Sie die Arme entspannt neben dem Körper ab. Die Beine sind leicht gespreizt, ebenfalls ohne Anspannung. Achten Sie darauf, dass Ihr Gesäß ganz locker ist. Falls Sie Rückenprobleme haben und die Bauchlage für Sie unangenehm ist, können Sie sich ein kleines, flaches Kissen unter den Bauch legen. Dadurch wird die Wirbelsäule gestützt. Nun kann die Partnerin beziehungsweise der Partner mit der Massage beginnen.

✔ Zuerst wärmt er sich die Hände auf und gibt etwas Massageöl auf die Handinnenflächen. Nun beginnt er Ihre rechte Hand zu massieren. Mit dem Daumen knetet er die Handinnenflächen sanft durch und lockert die Fingergelenke durch leichtes Ziehen an den Fingern. Er streicht dann mit kleinen, langsamen Bewegungen die Handaußenfläche und arbeitet sich von dort langsam am Arm hinauf.

- ✔ Nun ist die linke Hand an der Reihe, die ebenfalls zuerst durchgeknetet wird, um die Gelenke zu entspannen. Danach arbeitet er sich langsam den linken Arm hinauf.
- ✔ Die beiden Schultern werden gleichzeitig massiert, immer mit sanftem Druck. Die Streichbewegungen gehen von außen langsam zur Wirbelsäule. Auch der Nackenbereich wird mit leichtem Streichen behandelt. Als besonders wohltuend empfinden es viele Menschen, wenn mit leichtem Streichen vom Nackenhaaransatz abwärts bis zwischen die Schulterblätter massiert wird.
- ✔ Nach dem Schulter- und Nackenbereich sind die Rückenregionen zu beiden Seiten der Wirbelsäule an der Reihe. Die Wirbelsäule selbst bitte aussparen, sie darf ausschließlich von ausgebildeten Fachleuten massiert werden! Langsam kommt man zum Lendenbereich und zum Gesäß. Über das Gesäß kann man mit kleinen, kreisenden Bewegungen streichen.
- ✔ Weil die Ganzkörpermassage im Prinzip immer von der Peripherie zum Körperzentrum hin ausgeführt werden soll, wechselt der Massierende jetzt zu den Füßen. Zuerst knetet er den rechten, dann den linken Fuß durch. Auf den Fußsohlen liegen viele wichtige Massagepunkte, die durch gezielte Behandlung innere Organe und ihre Funktionen beeinflussen können (Fußreflexzonenmassage). Deshalb sollte man sich für die Fußmassage viel Zeit nehmen. Ähnlich wie die Finger können die Zehen durch leichtes Ziehen entspannt werden.

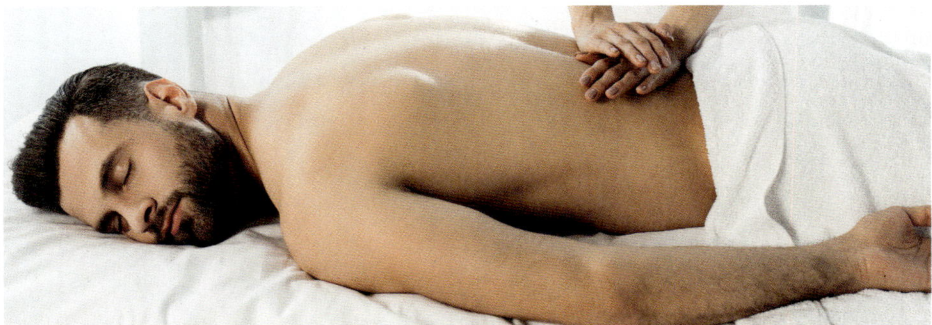

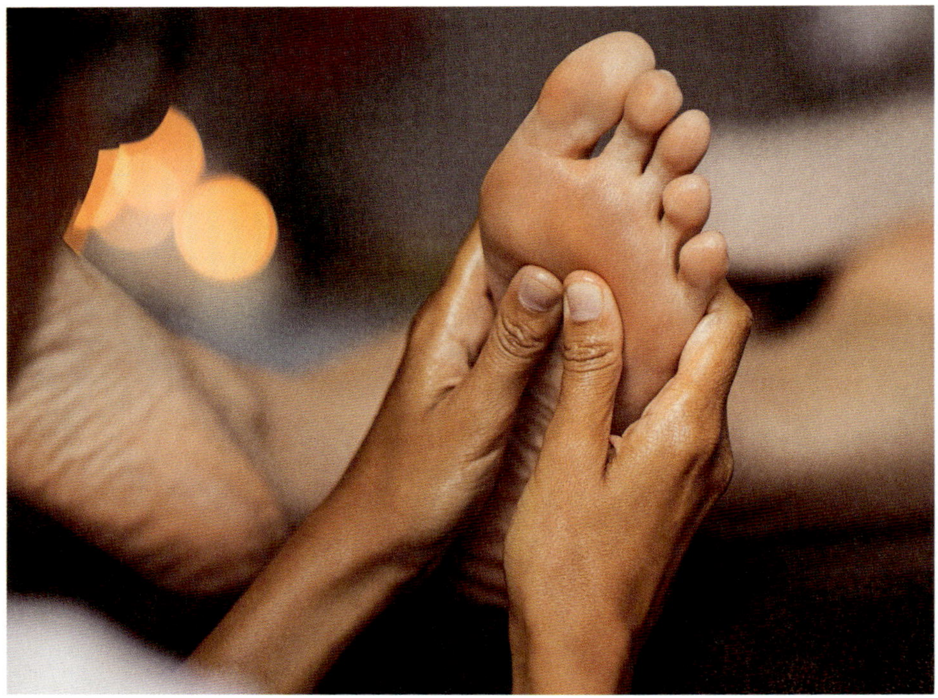

- Nach der Fußmassage bearbeitet man das rechte, dann das linke Bein langsam von unten nach oben. Wieder am Gesäß angekommen, werden die Muskeln dort noch einmal sanft durchmassiert.

Gestalten Sie die Massage ganz nach Ihren Wünschen, wobei der Fantasie keine Grenzen gesetzt sind. Für den einen ist beispielsweise die Schulter- und Nackenmassage besonders entspannend, der andere profitiert vor allem von einer ausgedehnten Fußmassage. Egal, wie Sie Ihre Massage gestalten, Sie werden sie immer als wohltuend und entspannend empfinden, wenn Sie diese Regeln beachten:

- Immer von der Körperperipherie zum Körperzentrum hin arbeiten.
- Nackenbereich besonders sanft behandeln, am besten nur ausstreichen.
- Die Wirbelsäule nicht massieren. Ausnahme: Man gleitet mit der gesamten Handfläche ganz sanft den Wirbelsäulenbereich hinab.
- Sofort aufhören, wenn etwas als unangenehm empfunden wird, eine Stelle druckempfindlich ist oder gar schmerzt.

Belebung und Harmonisierung durch die Natur

Dass die Natur uns guttut und wir in schönen Landschaften und vor allem im Wald regelrecht auftanken können, spüren wir intuitiv. Doch was bisher nur eher ein Gefühl, eine tiefgreifende Empfindung war, wird nun von der Wissenschaft zunehmend erforscht.

In seinem Buch *Der Biophilia-Effekt – Heilung aus dem Wald* beschreibt der österreichische Biologe und Pflanzenwissenschaftler Clemens Arvay auf eindrückliche Weise, wie Pflanzen mit uns kommunizieren und Einfluss auf unser Immunsystem nehmen. Bäume sondern spezielle Stoffe ab, die unsere Widerstandskraft fördern und sogar vor Krankheiten wie Krebs schützen können. Zudem hat ein ausgedehnter Waldspaziergang einen ausgeprägten Entspannungseffekt und führt zu einer nachweislichen Stressreduktion.

So schreibt Arvay: »Als es am Beginn des Buches um die positiven Wirkungen der ›Pflanzenvokabeln‹ auf unser Immunsystem ging, habe ich bereits die Erkenntnisse des Medizinprofessors Qing Li von der Nippon Medical School in Tokio, Japan, und seiner Mitarbeiter vorgestellt. Die Wissenschaftler haben an Versuchspersonen studiert, wie sich die Waldatmosphäre an Menschen im Stress auswirkt. Dazu haben sie das Hormon Cortisol im Speichel gemessen, das bei Stress ausgeschüttet wird. Es überrascht bestimmt niemanden, dass ein Waldspaziergang die gemessenen Stresshormone drastisch senkte, während ein Spaziergang in der Stadt diese Reduzierung nicht zur Folge hatte.«

Besonders harmonisierend wirken sich Spaziergänge oder Wanderungen aus, die nicht auf ausgetretenen Pfaden stattfinden, sondern querfeldein gehen, zum Beispiel durch eine Wildwiese, über Wurzelstöcke, an einem Bach entlang, einen Hügel hinauf, auf steinigem oder moosbedecktem Untergrund.

Auf diese Weise bekommen Sie die Natur besonders intensiv zu spüren und können vieles entdecken, was sich auf einem viel besuchten Wanderweg nicht zeigen würde.

Der Wald als Heiler des Vagusnervs

Der Wald ist ein meditativer Ort, in dem es tatsächlich ganz viel zu erleben und zu entdecken gibt: Laubbäume mit unterschiedlichen Blätterformen und unterschiedlicher Rindenstruktur, Nadelbäume, die ihre Kronen in schwindelnde Höhen wachsen lassen. Blumen, Farne, Steine, Pilze, Früchte, Beeren, Zapfen und kleine Pfade durch Unterholz oder auf einem samtigen Moosteppich. Hier ein Ameisenhügel, dort ein Käfer oder Schmetterling, das Zwitschern, Pfeifen, Trällern der Vögel in den Wipfeln – Naturerlebnis pur.

Im Wald werden wirklich alle Sinne angesprochen: Die würzige Luft mit ihrem Duft nach Erde, Harzen, Moosen und Pilzen ist ein Fest für den Geruchs- und Geschmackssinn, das dominierende Grün in den unterschiedlichsten Abstufungen wirkt über die Augen ausgesprochen beruhigend, die Stille des Waldes, die nur vom Singen der Vögel unterbrochen wird, harmonisiert Ihr vegetatives Nervensystem und bringt Ihren Ruhenerv, den Nervus vagus, auf Hochtouren.

Die Gesundheitsvorteile eines Aufenthaltes im Wald sind so groß, dass es mittlerweile sogar »Waldtherapien« gibt, die von eigens dafür ausgebildeten Ärzten und Therapeuten durchgeführt werden. Oft werden diese Empfehlungen als Waldbaden bezeichnet.

Auch im Rahmen von Kuren sind solche, die im moderaten Klima eines Mittelgebirges mit viel Wald, etwa im Harz, erfolgen, von großem gesundheitlichen Wert. Dies gilt besonders für Kinder oder chronisch kranke Menschen, für die sich ein Aufenthalt in einem Reizklima, beispielsweise in den Alpen oder an der Nordsee, als zu belastend erweisen würde.

Gehen Sie also so oft wie möglich in den Wald, genießen Sie die vielen abwechslungsreichen Eindrücke von Flora und Fauna, atmen Sie reine, frische Waldluft – und lassen Sie bitte Ihr Handy zu Hause.

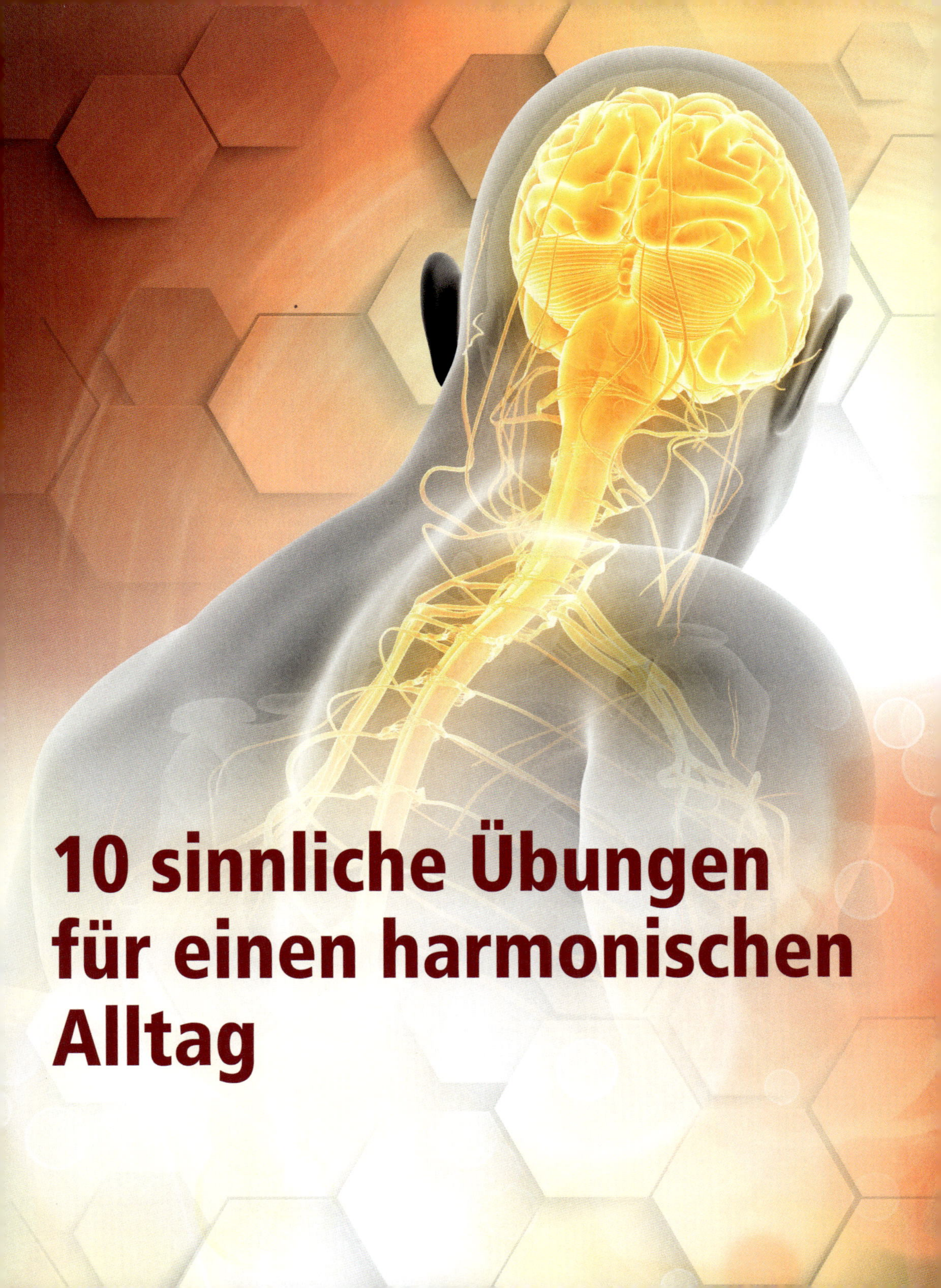

10 sinnliche Übungen für einen harmonischen Alltag

Auf den vorangegangenen Seiten haben Sie viele Möglichkeiten kennengelernt, um den Vagusnerv zu stärken und Ihr vegetatives Nervensystem zu harmonisieren. Die zehn Übungen am Schluss des Buches lassen sich wunderbar in den Alltag integrieren und gewähren Ihnen tägliche Ruhe und Gelassenheit.

Übung 1: Visuell den Vagus stärken

»Man kann einen seligen, seligsten Tag haben, ohne etwas anderes zu gebrauchen als blauen Himmel und grüne Erde.«

Jean Paul (1763–1825)

Begeben Sie sich auf eine Achtsamkeitsreise mit Ihren Augen. Nehmen Sie sich so oft wie möglich Zeit und schauen Sie sich an, was Sie an Schönheit umgibt. Vielleicht gehen Sie einmal in eine Gärtnerei oder besuchen eine Gartenausstellung. Lassen Sie sich verführen von der Farbenpracht und Vielfalt der verschiedenen Blumen, genießen Sie den Anblick von zarten Pastelltönen hier und satten, kraftvollen Farben da: das tiefe Rot einer Rose, das leuchtende Gelb einer Hibiskusblüte, das satte Blauviolett eines Lavendelstrauches.

Sie wissen nun um den enormen Einfluss des Lichts auf unsere Psyche und auf unser Wohlergehen. Der berühmte Industriedesigner Ingo Maurer (1932–2019) brachte es auf den Punkt: »Wir gehen viel zu schlampig mit dem Licht um. Dabei ist es eigentlich unser täglich Brot.« Maurer, der in der Szene gerne als Lichtpoet bezeichnet wurde und Licht mit seinen faszinierenden Designerleuchten auf wunderbare Weise zu inszenieren vermochte, wusste ganz genau, wie stark Licht und Beleuchtung auf unsere Stimmung wirken. Es sei grauenvoll, so klagte er, was oft mit dem Licht gemacht werde, unsensibel, rücksichtslos. »Manchmal kommt man in ein Restaurant, da möchte man am liebsten eine Kappe aufhaben. Licht muss man einfach fühlen.«

Man stelle sich nur ein romantisches Candle-Light-Dinner unter greller Neonbeleuchtung vor. Die Stimmung wäre bestimmt schnell dahin, und von Romantik bliebe auch nicht mehr viel übrig. Zu einem Candle-Light-Dinner gehören, wie der englische Name schon sagt, Kerzen. Kerzenlicht oder auch ein Kaminfeuer sorgen fast

Dass Farben einen starken Einfluss auf unsere seelische und körperliche Befindlichkeit haben können, wussten schon große Persönlichkeiten wie der Dichter Johann Wolfgang von Goethe und der Begründer der Anthroposophie Rudolf Steiner. Ganze Wirtschaftszweige, zum Beispiel die Kosmetikindustrie, nutzen die Kraft der Farben und entwickeln Duschgele, Badesalze oder Badekugeln in belebendem Rot, beruhigendem Grün oder fröhlich stimmendem Orange. Wie Farben auf uns wirken, erfahren Sie hier:

- ✔ Gelb stimmt heiter, macht munter und verbindet uns mit der Vorstellung von Licht und Sonne.
- ✔ Orange wirkt stimmungsaufhellend und aufmunternd. Es vertreibt Melancholie und fördert unseren Tatendrang.
- ✔ Rot wirkt stark aktivierend und belebend. Es gilt als Signalfarbe, befeuert die Sinne und die Sinnlichkeit. Grelles Rot kann stärkere Emotionen auslösen, deshalb lieber dosiert einsetzen, etwa als Kleidungsaccessoire wie zum Beispiel ein Halstuch.
- ✔ Blau wirkt harmonisierend und ausgleichend, bringt uns in Verbindung mit dem Wasser und dem Meer.
- ✔ Grün wirkt stark beruhigend und stressmildernd. Vor allem der Anblick einer grünen Landschaft wirkt erwiesenermaßen ausgleichend und fördert den Vagotonus.
- ✔ Violett wirkt entspannend und dämpfend. Es gilt als Chakrenfarbe für Spiritualität und harmonisiert das vegetative Nervensystem.
- ✔ Braun wirkt beruhigend und harmonisierend. Es stärkt unsere Erdverbundenheit und unser Vertrauen.

augenblicklich für Entspannung und Beruhigung. Zünden Sie also öfter mal eine Kerze an und lassen Sie die warmen Farben der Flamme auf sich wirken.

Übung 2: Akustisch den Vagus aktivieren

Der zweite Sinn, mit dem sich unser Ruhenerv sehr effektiv stimulieren lässt, ist der Hörsinn. Begeben Sie sich auf eine akustische Achtsamkeitsreise, indem Sie beruhigende und entspannende Töne und Geräusche auf sich wirken lassen. Lauschen Sie dem Zwitschern der Vögel, wenn die Sonne aufgeht und ein neuer Tag anbricht. Oder dem Abendgesang der Amsel auf dem Dachfirst, wenn sich der Tag dem Ende neigt. Lassen Sie sich vom Plätschern eines Baches oder – im Urlaub – vom Rauschen des Meeres auf Inseln der Ruhe und Gelassenheit entführen. Hören Sie öfter mal eine entspannende Musik oder musizieren Sie selbst, wenn Sie ein Instrument beherrschen. Vielleicht haben Sie auch Lust, eine Klangschale zu erwerben? Qualitativ hochwertige Schalen, beispielsweise aus Nepal oder Tibet, sind gar nicht so teuer. Mit ihnen lässt sich ein wunderbarer Klang erzeugen, der uns in Schwingung zu setzen vermag und eine tiefe Entspannung erzeugt.

Heilen mit Musik: die Therapie der Töne

»Musik zivilisiert. Musik macht wachsam.
Musik weckt die Fantasie. Sie tröstet dich,
wenn du traurig bist, sie bringt dich zum Lachen,
wenn du dir Sorgen machst, und sie macht den Kopf klar,
wenn alles drunter und drüber geht.«

»Wer Musik macht lernt, nicht zu hassen.
Wer Musik macht lernt, zu hören, zuzuhören
und zu denken.«
Isaac Stern (1920–2001)

Die Macht der Musik: Sie steigert Intelligenz und Kreativität, sie prägt unsere Gefühle, sie gibt uns Kraft und Mut. Und sie kann sogar Krankheiten heilen – ganz ohne Nebenwirkungen. Mozart gegen Migräne, Louis Armstrong zum Relaxen, Madonna für mentale Power: Musik ist Medizin. Sie belebt die Sinne, beschwingt die Seele, stärkt den Geist. Töne, Klänge und Rhythmen dringen tief in den Menschen ein, berühren ihn in seinem Innersten, wecken seine verborgensten Gefühle. Musik löst Ängste und Verspannungen, sie lindert den Schmerz der Seele und den des Körpers, und sie kann sogar Krankheiten wie Migräne, Depressionen oder Tinnitus besiegen. Doch woher kommt diese ungeheure Energie? Warum werden wir von Rhythmen mitgerissen, von Klängen in Schwingung versetzt, von Melodien verzaubert? Warum macht Musik uns fröhlich oder traurig, ausgelassen oder gedankenverloren?

»Das hängt mit den Erfahrungen zusammen, die wir im Mutterleib und in den ersten 2 Jahren unseres Lebens sammeln«, erklärt der Musikpädagoge und Psycholo-

Die Magie der Musik

Dass nicht nur die Seele, sondern auch der Körper auf Töne und Rhythmen reagiert, können Musikmediziner – das sind Ärzte, die sich mit der Wirkung akustischer Signale auf unseren Organismus befassen – heute genau messen. Blutdruck, Puls, Atmung, Gehirnströme, Hormone werden von Schallwellen beeinflusst. Wissenschaftliche Untersuchungen belegen, dass die Pegel der Stresshormone Adrenalin und Cortisol mit beruhigender Musik um bis zu 20 Prozent sinken. Sexualhormone, Immunzellen oder Endorphine, die körpereigenen Glücksstoffe, dagegen lassen sich mit – zumeist harmonischen – Melodien tüchtig ankurbeln. Verblüffend: Musik kann sogar das Schmerzgedächtnis löschen, indem sie die Funktionen der Nervenzellen und -bahnen im Gehirn wieder harmonisiert. Was Töne und Takte sonst noch alles bewirken können, zeigen folgende Studien:

Immunpower: Kräftige Trommelschläge vertreiben Schnupfenviren. Ein US-Studie vom Mind-Body-Center in Meadville/Pennsylvania zeigte: Testpersonen, die spielerisch mit Bongo-Trommeln übten, hatten deutlich mehr Abwehrzellen im Blut als vorher.

Kreativitätskick: Eine Untersuchung der TU Darmstadt ergab, dass vor allem Frauen durch schwungvolle, aufmunternde Musik zu mehr Leistung und Kreativität angeregt werden.

Operieren mit Musik: Zahlreiche Studien belegen: Patienten, die vor und während einer Operation Musik hören, sind entspannter und brauchen weniger Narkosemittel – bis zu 50 Prozent.

Sanfte Geburtshilfe: Auch im Kreißsaal sorgen sanfte Töne für einen leichteren Start ins Leben. Werdende Mütter benötigen weniger Schmerzmittel und können die Geburt besser genießen.

Starthilfe für Frühchen: US-Wissenschaftler spielten Frühgeborenen eine Mischung aus Frauenstimmen, Geräuschen aus dem Mutterleib und Musik vor. Die Frühchen entwickelten sich schneller, atmeten besser und konnten drei Tage früher aus dem Brutkasten.

Schlaue Köpfchen: Umfassende Forschungen beweisen: Musik fördert die körperliche und geistige Entwicklung von Kindern – und das schon im Mutterleib. Im späteren Leben sind die Kids intelligenter, ausgeglichener, musikalischer und kreativer.

Kraft für die grauen Zellen: Musiker sollen über mehr Gehirnkapazität verfügen als andere Menschen, allerdings ist das nicht eindeutig erwiesen. Fakt ist aber: Musik steigert die Nervenaktivität im Kopf und stimuliert die Vernetzung von Gehirnzellen.

Klingender Pflanzendünger: Musik lässt sogar Pflanzen besser wachsen. Erdbeeren, die mit Tönen beschallt wurden, waren 20 Prozent größer und schmeckten süßer. Ihre Lieblingstöne: Vivaldis *Vier Jahreszeiten* und Bachs *Violinkonzert in E-Dur*.

Von der Heilkraft der Stille

Straßenlärm, hämmernde und dröhnende Baumaschinen, schrille Musikberieselung in Supermärkten, immense Lautstärkepegel in Schulen oder Sportstadien, Bahnhöfen oder Flughäfen ... Umgebungslärm kann uns massiv unter Stress setzen und gilt neben grellem und flackerndem Licht als einer der größten Stressoren, die vor allem in Großstädten permanent auf uns einwirken. Für unser vegetatives Nervensystem bedeutet das, unter Dauerstrom zu stehen, was sich ausgesprochen ungünstig auf den Vagusnerv auswirkt. Natürlich lässt sich der alltäglichen Geräuschkulisse nicht ausweichen, wenn man sich auf dem Weg zur Arbeit täglich durch den morgendlichen und abendlichen Berufsverkehr kämpfen muss, zu Hause lärmende Kinder die Phonstärke anheben und man zudem noch in der Stadt wohnt. Kurz: Klösterliche Stille lässt sich kaum in den Alltag einer Familie integrieren. Trotzdem kann man sich in den eigenen vier Wänden Oasen der Ruhe und Stille schaffen.

- ✔ Schalten Sie Telefon, Handy und Fernseher aus – Sie dürfen, vor allem am Feierabend, durchaus einmal nicht erreichbar sein. Wichtige Informationen können auf die Mailbox gesprochen werden, weniger Wichtiges kann getrost bis zum nächsten Morgen warten.
- ✔ Genießen Sie die Ruhe, wenn die Kinder im Bett sind, gönnen Sie sich ein wohliges Wannenbad, bei dem das einzige Geräusch das leise Plätschern des Wassers ist, lesen Sie ein schönes Buch.
- ✔ Gönnen Sie sich öfter einen Spaziergang im Park oder im Wald – abgelegen vom Lärm der Straßen – und geben Sie sich den Tönen und Geräuschen hin, die dort zu vernehmen sind: Vogelgezwitscher, das Rascheln des Laubes unter Ihren Füßen, das leise Knacken von Ästen im Unterholz.

Sie werden diese Formen der Stille bald ganz bewusst wahrnehmen können und haben so immer wieder die Möglichkeit des Rückzugs, und wenn es nur für eine halbe Stunde ist. Ihr Vagusnerv wird durch diese Übungen zunehmend gestärkt werden.

ge Prof. Dr. Hans-Helmut Decker-Voigt. Der Herzschlag der Mutter – ungefähr 26 bis 28 Millionen Mal hören wir ihn unbewusst während der 9 Schwangerschaftsmonate –, das Fließen des Blutes, das Rumoren des Darms, die Stimme des Vaters, die sonor durch die Bauchdecke schallt: All diese Töne und Geräusche prägen unser Leben, gestalten unsere tiefsten Empfindungen. Auch nach der Geburt werden wir unaufhörlich von Musik begleitet: Mit sanften Melodien wiegt die Mutter uns in den Schlaf, durch trällernde Lockrufe – die erwiesenermaßen 1,5 Oktaven höher liegen als die normale Sprechstimme – weckt der Vater unsere Aufmerksamkeit, mit einem fröhlich schwingenden »Fein!« werden wir gelobt, ein lang gezogenes »Neeeiiiiinnn!« sagt uns, was wir nicht tun dürfen. Diese akustischen Signale, die wir als Ungeborene und später als Säuglinge empfangen, sind regelrechte Hirnnahrung, erläutert Prof. Decker-Voigt, der an der Hamburger Hochschule für Musik und Theater ein Institut für Musiktherapie leitete. »Sie halten die lebensnotwendige Gehirnelektrizität in Gang und formen unsere gesamte Gefühlswelt.« Nach den ersten 2 Jahren verlieren wir diese musikalische Welt des Erlebens jedoch zunehmend. Je älter wir werden, desto mehr lernen wir, uns anzupassen: Wir dürfen nicht mehr laut sein, nicht mehr heftig weinen oder lachen, nicht mehr ungezwungen singen und tanzen; wir drücken uns mehr und mehr mit Worten aus und kontrollieren unsere Emotionen. Wenn wir erwachsen sind, bleibt Musik dann die einzige Möglichkeit, wieder Zugang zu unseren ursprünglichen, tief verwurzelten Gefühlen aus unserer Kindheit zu bekommen. Prof. Decker-Voigt: »Wer eine CD kauft, holt unbewusst eine in der Persönlichkeit sehr tief sitzende Erinnerung hervor: an den Schutz und die Geborgenheit der Gebärmutter; an die ungetrübten Emotionen der ersten Lebensjahre.«

Vorbeugung mit der Kraft der Klänge

Wird das Musikhören oder Musizieren zum festen Bestandteil Ihres Alltags, können Sie viel für Ihr Wohlbefinden tun, sich eine unerschöpfliche Kraftquelle erschließen, die Sie sogar vor ernsthafteren Krankheiten und Problemen zu bewahren vermag. Ganz wichtig aber: Wählen Sie nur die Musik aus, die Ihnen gefällt und guttut. Wer lieber Bon Jovi statt Beethoven hört und sich dabei besser fühlt, sollte das tun. Prof. Decker-Voigt: »Jeder Mensch hat seine Musik, die mit den ganz persönlichen Emotionen besetzt ist. Und nur diese zählt.«

Wie nutzen Sie für sich die Kraft der Klänge am besten? Hier ein paar praktische Tipps:

- ✔ Gestalten Sie das Musikhören oder Musizieren möglichst als Ritual: Das erhöht Ihre Aufmerksamkeit und Bewusstseinsschärfe. Sich einfach nur nebenher berieseln zu lassen, nützt nämlich nichts.

- ✔ Bereiten Sie sich bewusst vor: Ziehen Sie sich in einen Raum zurück, den Sie gut kennen und in dem Sie sich wohlfühlen. Achten Sie darauf, dass Sie nicht gestört werden; schalten Sie Telefon und Türklingel ab.
- ✔ Fühlen Sie in sich hinein: Schließen Sie die Augen, spüren Sie Ihren inneren Stimmen nach. Was bewegt Sie? Welche Gedanken gehen Ihnen durch den Kopf? Welche Bilder tauchen auf?
- ✔ Haben Sie Mut zum Musizieren: Prima, wenn Sie ein Instrument besitzen, auf dem Sie gerne spielen. Vielleicht bekommen Sie ja auch Lust, Unterricht zu nehmen. Ob Klavier, Gitarre, Saxofon oder Schlagzeug, es ist nie zu spät! Doch auch sonst können Sie sich musikalisch aktiv betätigen: durch Tanzen, Trommeln und Singen beispielsweise. Mit ganz einfachen Mitteln: ein paar Rasseln oder Töpfen, Ihren eigenen Beinen und Ihrer eigenen Stimme. Probieren Sie es doch einfach mal aus, werden Sie experimentierfreudig – und vor allem: Verlieren Sie die Scheu! Sie brauchen niemandem etwas zu beweisen und müssen ja auch nicht gleich als Solist in einem Symphonieorchester auftreten. Hauptsache: Musik macht Ihnen Spaß und gibt Ihnen Energie!

Übung 3: Den Ruhenerv über den Geruchssinn stimulieren

Unser Geruchssinn ist einer der ursprünglichsten Sinne, der Informationen sowohl an unser Bewusstsein wie das Unterbewusstsein liefert, die oft ein Leben lang gespeichert bleiben und mit starken Gefühlen assoziiert sind. Nicht umsonst gibt es Redewendungen wie »Jemanden nicht riechen können«, was bedeutet, dass man eine Person nicht leiden kann, obwohl man sie eigentlich gar nicht kennt. Mit Gerüchen kann man also seine Stimmung und seine Empfindungen negativ beeinflussen, aber natürlich auch positiv. Wie stark die Wirkung auf die Psyche ist, zeigen Erkenntnisse aus der Aromatherapie. Es gibt zum Beispiel Untersuchungen an Firmenmitarbeitern, deren Büroräume mit speziellen ätherischen Ölen, zum Beispiel Zitronenöl, beduftet wurden. Sowohl die Stimmung als auch Leistungsfähigkeit und Motivation stiegen bei den Mitarbeitern deutlich an.

Hervorragend zur Entspannung und zur Stärkung Ihres Ruhenervs eignen sich ätherische Öle von Lavendel, Sandelholz, Bergamotte, Zedernholz, Ylang-Ylang, Melisse oder Fichtennadel. Achten Sie beim Kauf auf gute Qualität, Aromaöl ist nicht gleich Aromaöl! Minderwertige Öle können Ihrer Gesundheit und Ihrer Befindlichkeit nämlich sogar schaden. Hochwertige Aromaöle sollten sich durch Bioqualität auszeichnen und von Markenherstellern stammen. Manche ätherischen Öle können Sie sogar einnehmen. So lautet ein Geheimtipp von Pfarrer Kneipp, ein paar Tropfen reines Lavendelöl in Wasser aufzulösen und zu trinken. Das führt zu einer sofortigen Entspannung und lindert funktionelle Bauchbeschwerden wie Blähungen, Völlegefühl, Bauchweh und Übelkeit. Zugegeben schmeckt Lavendelöl etwas gewöhnungsbedürftig – den verströmenden Duft zu riechen, ist eindeutig angenehmer –, aber der Effekt ist beeindruckend, da eine schnelle Wirkung einsetzt.

Übung 4: Vagusbelebung über den Geschmackssinn

Der Geruchs- und der Geschmackssinn gehören eng zusammen. Jeder kennt das Phänomen bei einer Erkältung: Ist die Nase verstopft, riecht man nicht nur nichts mehr, sondern man schmeckt auch nichts. Wie sehr sich die Sinne durch den Genuss wohlschmeckender Speisen beleben lassen, kennt jeder von einem Besuch eines gu-

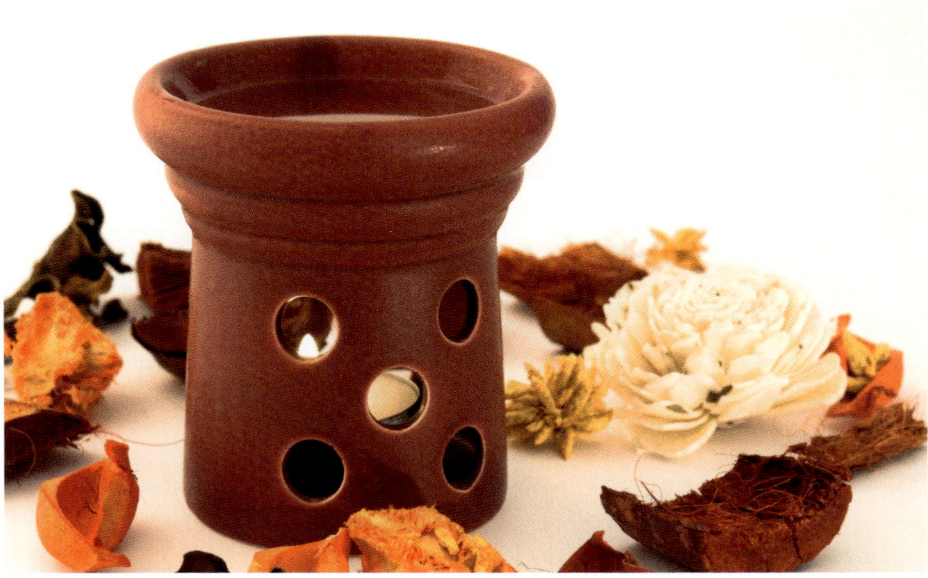

Aromaöle fürs Schlafzimmer

Besser als Duftlampen oder Aromaschalen, für die man eigens ein Teelicht benutzen muss, eignen sich fürs Schlafzimmer Duftsteine oder -hölzer. Dazu gibt man wenige Tropfen des Aromaöls auf spezielle Steinsorten, die Flüssigkeit gut aufsaugen, oder weiches Holz. Im Lauf der Nacht verdunsten die ätherischen Öle und erfüllen das Zimmer mit einem unaufdringlichen Duft. Eine noch einfachere Methode: Geben Sie etwas Wasser mit ein paar Tropfen Aromaöl in eine Untertasse oder eine flache Schale und stellen Sie sie im Schlafzimmer auf. Das Wasser verdunstet allmählich und gibt dabei die Duftstoffe an die Raumluft ab, die dann eingeatmet werden.

ten Restaurants mit gehobener Küche. Besonders frische Kräuter und erlesene Gewürze können unseren Gaumen verzaubern und jedem Gericht eine besondere Note verleihen. Gewürze können auch zur Entspannung beitragen. So haben etwa Zimt, Kardamom, Koriander oder Zitronengras einen beruhigenden Effekt und können über das Verdauungssystem sehr gut unseren Vagusnerv stimulieren. Das ist auch ein Grund dafür, dass Lebkuchen als sehr bekömmlich gelten und uns vor allem die Advents- und Weihnachtszeit auf angenehme Weise versüßen. Das klassische Lebkuchengewürz enthält Zimt, Anis, Kardamom, Nelken, Muskatnuss, Koriander und manchmal auch Zitronen- und Pomeranzenschale. Diese Gewürzmischung hat sehr viele positive gesundheitliche Wirkungen.

Übung 5: Wonnige Vagusstimulierung über den Tastsinn und die Haut

Über die heilende und entspannende Wirkung von Massagen haben Sie auf den Seiten 123 bis 126 schon gelesen. Sanfte und liebevolle Massagen, die mit einem entspannenden Aromaöl durchgeführt werden, erweisen sich als noch viel intensiver und effektiver.

Auch Wannenbäder entfalten eine wohltuende Wirkung und helfen, den Vagusnerv zu regenerieren. Schon allein das warme Wasser, das den Körper umspült, hilft, den Stress des Tages zu vertreiben und den Körper zur Ruhe kommen zu lassen. Qualitativ hochwertige Badezusätze geben dem Wannenbad eine besondere Note und haben einen positiven Effekt auf Körper und Seele. So wirken Melisse und Lavendel ausgesprochen beruhigend, Wacholder entspannt die Muskeln und das gute alte Fichtennadelbad wirkt einerseits anregend und belebend, andererseits hilft es auch gegen Stress und Erschöpfung.

Übung 6: Entspannung über die Muskeln, Bänder, Faszien und Gelenke

Unsere Haustiere machen es uns vor: Sie räkeln und strecken sich, rollen sich vom Bauch auf den Rücken und vom Rücken auf den Bauch, heben die Pfoten und drehen den Kopf. Vor allem Katzen sind Meister der tierischen Gymnastik und üben sich täglich darin, um ihre Geschmeidigkeit zu erhalten. Das ist auch der Sinn dahinter, denn in der freien Wildbahn ist es von essenzieller Bedeutung, fließende Bewegungen zu beherrschen, sich auf leisen Pfoten und geduckt anzuschleichen, um dann mit schnellen, blitzartigen Angriffssprüngen die Beute zu erhaschen. Für ein Raubtier ist Beweglichkeit das A und O, sonst ist das Beutetier längst über alle Berge, und der Magen bleibt leer.

Bei uns Menschen ist es nicht anders. Auch wir waren zu Urzeiten auf unsere Wendigkeit, Kraft und Ausdauer angewiesen, mussten stundenlang durch Wälder pirschen, um Beeren zu sammeln oder einen Hasen zu erlegen. Wir mussten schnell und behände auf Bäume klettern können, wenn wilde Tiere uns bedrohten oder reglos im Gebüsch verharren, bis eine Gefahr vorüber war. Kurz: Bewegungsmuffel waren nicht sonderlich überlebenstauglich. Heute müssen wir zwar nicht stundenlang auf die Jagd gehen, um uns unsere nächste Mahlzeit zu beschaffen; die Fahrt zum nächsten Supermarkt macht uns das ganz einfach. Dennoch spielen Bewegung und Beweglichkeit auch für uns eine herausragende Rolle, schützen sie doch unser Nerven-, Immun- und Stoffwechselsystem vor Verschleiß und Alterung. »Wer rastet, der rostet« – kaum ein Sprichwort drückt dies besser aus.

Deshalb sollte eine tägliche Gymnastik unbedingt auf Ihrer To-do-Liste stehen, und zwar nicht als Pflichtveranstaltung, sondern mit Spaß und aus Überzeugung. Eine sehr schöne Gymnastikform ist Pilates. Mit den fließenden, eher langsam ausgeführten Bewegungen werden alle Muskeln, Sehnen und Bänder trainiert und auf sanfte Weise gedehnt. Dies ist sehr wirkungsvoll gegen Verspannungen, die uns mit

Rezepte für ein wohliges Wannenbad

Entspannung pur bietet ein warmes Bad vor dem Schlafengehen. Angereichert mit beruhigenden Heilkräutern oder Ölen kann es das Einschlafen auf natürliche Weise unterstützen. Dafür bereitet man aus 100 g Heilkräutern und 1 l Wasser einen Absud: Bringen Sie das Wasser zum Kochen, nehmen Sie es vom Herd und geben Sie die Heilkräuter hinein. Decken Sie das Ganze mit einem Deckel ab und lassen Sie es 10 bis 15 Minuten ziehen. Danach die Kräuter abseihen und den Absud gleich ins Badewasser gießen. Diese Menge reicht für ein Vollbad. Vom Aromaöl gibt man etwa 10 Tropfen in das circa 37 Grad warme Badewasser. Im Handel werden schon fertige Kräuterbäder zur Entspannung angeboten, Sie können sich aber auch aus verschiedenen Heilpflanzen Ihr ganz persönliches Schlummerbad mischen.
Geeignete Heilkräuter sind:
Hafer | Hopfen | Lavendel | Melisse | Orangenblätter | Rosenblätter

Sie können jedoch auch ätherische Öle und Heilpflanzen mischen.
Ein Rezept könnte zum Beispiel wie folgt aussehen:
50 g Melisse | 25 g Hopfen | 25 g Hafer
Aus diesen Kräutern den Absud herstellen, ins Badewasser geben
und das Wasser mit 10 Tropfen Rosenöl aromatisieren.

Das Beruhigungsbad sollte nicht länger als 20 Minuten dauern. Genießen Sie diese Zeit, schließen Sie die Augen und stellen Sie sich vor, wie über jede Hautpore, mit jedem Atemzug die natürlichen Wirkstoffe in Ihren Körper gelangen und Ihre Sinne beeinflussen. Sie werden spüren, wie Sie sich nach und nach entspannen und müde werden. Trocknen Sie sich nach dem Bad sanft ab. Ein Abrubbeln der Haut würde den Kreislauf anregen und Sie wieder munter machen. Legen Sie sich danach gleich ins Bett.

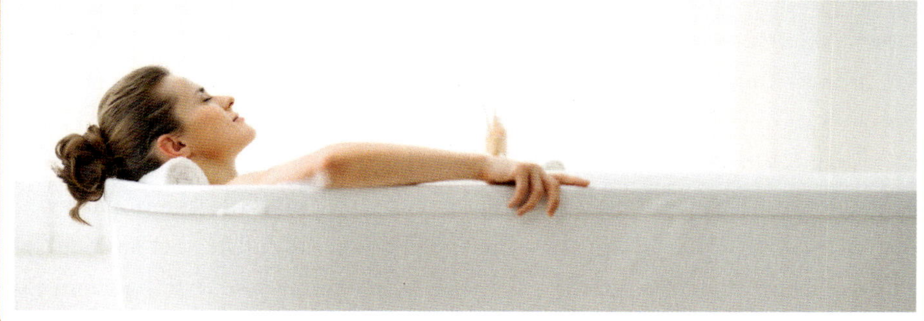

Bewegungseinschränkungen, Schmerzen und anderen Beschwerden sehr zu schaffen machen können. In einem entspannten, beweglichen Körper hingegen fühlt sich Ihr Ruhenerv richtig wohl und kann seine Arbeit, beispielsweise die Verdauungstätigkeit, gut aufnehmen. Für Pilates-Übungen gibt es auch preisgünstige Trainingshilfen, bestehend aus einer Stange und zwei Fußschlaufen.

Übung 7: Dem Geist und den Gefühlen Flügel verleihen

Verlassen Sie hin und wieder mal den Alltag mit seinen vielen Herausforderungen, die auf Sie warten, den ganzen Terminen, die wahrzunehmen sind, sowie den zahlreichen sonstigen Verpflichtungen wie Einkaufen und Kochen, Kindererziehung, Haushalt und Gartenarbeit. Gönnen Sie sich eine kleine Auszeit von dem geschäftigen Treiben und lassen Sie Ihre Seele baumeln, indem Sie einfach mal nichts tun und nur Ihren Träumen und inneren Bildern nachgehen.

Solche Traum- und Fhantasiereisen sind für unser inneres Gleichgewicht von großer Bedeutung, da sich auf diese Weise Gefühle empfinden und wahrnehmen lassen, die in der alltäglichen Betriebsamkeit keine Beachtung finden können oder sogar unterdrückt werden (müssen). Mit dieser Übung lernen Sie auch, auf Ihr »Bauchgefühl« zu hören und Ihrer Intuition zu vertrauen.

Was tut mir gut, was fühlt sich nicht so toll an? Was sagt meine innere Stimme zu diesem oder jenem Thema? Was wünsche ich mir, wo fühle ich mich wohl? Wie stelle ich mir meine Zukunft vor? All diese Fragen lassen sich mit dem Verstand oft weniger gut beantworten als mit dem Gefühl. Der Verstand – die Ratio – arbeitet eher analytisch, er bewertet, wägt ab, prüft die Vor- und Nachteile einer Entscheidung. Das Bauchgefühl – die Intuition – meldet sich mit leiser innerer Stimme, zeigt sich in Traumbildern, Symbolen und Zeichen.

Menschen, die gut mit ihrer Intuition umzugehen wissen, erleben im Alltag oft kleine Wunder: Sie denken an einen Freund und schon ruft dieser an. Sie hören im Radio eine bestimmte Melodie oder einen Text, der sich später als bedeutsam für eine wichtige Entscheidung herausstellt. Sie möchten neue berufliche Pfade beschreiten, und auf wundersame Weise werden Sie durch kleine Fügungen auf ebendiesen Weg geführt. Natürlich heißt das nicht, fortan den Verstand auszuschalten, er hat seinen wichtigen Platz. Im Idealfall arbeiten Ratio und Intuition harmonisch zusammen. Oder wie David Servan-Schreiber es wissenschaftlicher ausdrückt: Wenn der Neokortex (unser rationales Denksystem) und das limbische System (unsere Gefühlswelt) kooperieren und nicht konkurrieren, dann befinden wir uns im Gleichgewicht und auch in einem harmonischen Austausch mit unserer Umwelt.

Übung 8: Spielerisch den Geist sammeln und die Konzentration fördern

Gemeinsam an einem Tisch zu sitzen und zu spielen, kommt bei vielen Familien wieder in Mode. Das ist auch gut so, denn Spieleklassiker wie *Mensch ärgere Dich nicht, Monopoly, Scrabble* oder *Halma* bringen nicht nur Jung und Alt zusammen, sondern haben vielfältige positive Auswirkungen auf unseren Geist und unsere Seele. Spielend und spielerisch stärken wir den familiären Zusammenhalt, das soziale Miteinander und eine positive Kommunikation. Die Kleinen lernen dabei fast wie von selbst, sich an Regeln zu halten, fair zu sein, anderen einen Sieg zu gönnen und selbst auch mal verlieren zu können – alles wichtige soziale Fähigkeiten, die später für den beruflichen und privaten Erfolg von großer Bedeutung sind. Für unsere grauen Zellen ist Spielen ebenfalls ausgesprochen nützlich, denn diese werden durch Würfeln, Zählen, Rechnen, Lesen und Überlegen auf wirkungsvolle Weise angeregt, was Konzentration und Denkleistung zu steigern vermag. Nicht zuletzt stimuliert das fröhliche Wettstreiten unser vegetatives Nervensystem ausgesprochen effektvoll – durch ein bisschen Aufregung und Spannung, durch die Freude am eigenen Sieg und am Sieg der anderen. Durch gemeinsames Lachen werden jede Menge Endorphine ausgeschüttet, die uns glücklich und zufrieden machen und somit eine Wohltat für den Vagusnerv sind.

Übung 9: Durch das Äußere den Vagusnerv im Inneren stimulieren

Jeder von uns weiß, wie toll es sich anfühlt, wenn man sich hin und wieder etwas Schönes gönnt: ein paar neue Schuhe, eine neue Frisur, ein hübsches Schmuckstück. Unsere Befindlichkeit hängt nämlich auch wesentlich davon ab, wie gut wir uns selbst in unserem äußerlichen Erscheinungsbild gefallen und wie zufrieden wir mit uns sind. Das hat nichts mit materieller Oberflächlichkeit zu tun. Schon seit Urzeiten hatten die Menschen das Bedürfnis, sich hübsch zu machen, sich zu schmücken und ihrer Persönlichkeit mit besonderen Kleidungsstilen und Frisuren Ausdruck zu verleihen. Und genau darauf kommt es an: Tief in uns verankert ist der Wunsch, von den anderen als Individuum gesehen und anerkannt zu werden und nicht als farbloser Mensch in einer grauen Masse unterzugehen. Schon von Kindesbeinen an hat die Förderung des individuellen Stils und der individuellen Vorlieben deshalb eine große Bedeutung. Dies trägt zu einer guten Persönlichkeitsentwicklung bei und stärkt das Selbstwertgefühl sowie das Selbstbewusstsein in hohem Maße. Wer sein eigenes Spiegelbild als positiv empfindet, hat auch eine positive Ausstrahlung nach außen, die von anderen aufgenommen wird. Dies wiederum hat unmittelbaren Einfluss auf unsere innere Ausgeglichenheit und auf unser vegetatives Nervensystem mit einem starken Ruhenerv.

Übung 10: Kultur genießen für einen starken Ruhenerv

Ob ein klassisches Konzert, eine Theater- oder Ballettaufführung, eine Kunstausstellung oder ein Museumsbesuch: Kulturelle Veranstaltungen und Ereignisse sind Nahrung für den Geist und eine Wohltat für unsere Seele. Erstens kommt man mit anderen – oft gleichgesinnten – Menschen zusammen, die ähnliche Interessen und Neigungen haben und dadurch oft besonders anziehend und interessant auf uns wirken. Zweitens fördert regelmäßiger Kulturgenuss unser Wissen und erweitert auf diese Weise unseren Horizont. Drittens – und vielleicht am wichtigsten – schulen wir mit regelmäßigen Besuchen von »Kulturtagen«, den »langen Nächten« von Museen oder Kirchen sowie Kino-, Konzert- oder Theaterveranstaltungen all unsere Sinne. Wir erhalten starke Stimulanzien, die unsere Stimmung heben, unseren Geist beflügeln, uns staunen und bewundern lassen, uns in andere Welten entführen und träumen lassen – und das völlig ohne Nebenwirkungen!

Register